HOMEOPATÍA

Didier Grandgeorge

HOMEOPATÍA

Remedios para las distintas etapas de la vida

Traducción del francés de Jordi Vila i Alcalde

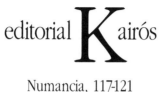

editorial Kairós

Numancia, 117-121
08029 Barcelona
www.editorialkairos.com

Título original: HOMÉOPATHIE CHEMIN DE VIE

© EdiComm, 1998

© de la edición en castellano:
2003 by Editorial Kairós, S.A.

Primera edición: Mayo 2003
Segunda edición: Octubre 2008

ISBN-10: 84-7245-548-3
ISBN-13: 978-84-7245-548-1
Depósito legal: B-32.933/2008

Fotocomposición: Beluga y Mleka, s.c.p. Córcega 267. 08008 Barcelona
Impresión y encuadernación: Indice.Fluvià, 81-87. 08019 Barcelona

Me gustaría dar las gracias a mi familia, que ha soportado mi ausencia durante la redacción de esta obra, en particular a mi esposa Catherine y a mis hijos Yan, Bastien y Pauline.

Gracias también a Martine y Jean-Pierre Bourbon por su ayuda; sin ellos, esta obra no existiría.

SUMARIO

«*El médico homeópata cumple su deber cuando pone en su regazo a los pequeños Juanitos y Juanitas, para observar cuidadosamente sus capacidades y sus carencias, y cuando las reconoce para poderles dar lo que les hace falta. Una labor como ésta tiene evidentemente sus propias recompensas.*»

J.T. KENT
Profesor de Materia Médica Homeopática
en Chicago 1903-1909

INTRODUCCIÓN

Después de los años que he pasado a la cabecera de mis pequeños enfermos intentando ver claro y ayudarles en sus dificultades, he tenido la necesidad de plasmar en el papel lo que empezaba a dibujarse a partir de la experiencia vivida.

Mi recorrido por el mundo de la medicina empezó cuando una fractura de mi pierna por un accidente, a la edad de dieciséis años, me introdujo en el medio –hasta entonces desconocido para mí– de los hospitales. Era una ruptura en relación con la línea trazada por mi familia: ya que había que estudiar matemáticas para ser ingeniero, "el punto lo era todo".

Los estudios de medicina me hicieron descubrir todo el arte que se esconde detrás de la disciplina que algunos, en nuestro mundo occidental, quieren que sea exclusivamente científica.

Otros problemas de salud, de orden alérgico, fueron en su día el origen de mi encuentro con la *homeopatía* que los grandes profesores descuidaban e incluso desacreditaban. ¡Siendo lo único que me fue útil entonces!

Más tarde, mi recorrido me abrió las puertas al mundo de la psiquiatría y del psicoanálisis, donde descubrí que todo ocurría en la infancia para ser rápidamente sumergido en el inconsciente.

Seguidamente, las oposiciones de médicos internos de hospital me permitieron hacer mis primeros pasos en el ámbito profesional. Como cooperante militar me otorgaron un cargo en lo más profundo de la selva del Gabón. Esta experiencia africana estaba influida por una mentalidad de Tercer Mundo, una gran admiración por el doctor Albert Schweitzer y tal vez también por una vena aventurera al estilo de *Tintín en el Congo*. De hecho África era para mí la infancia de la humanidad. Después de muchas peripecias y dificultades, desembarqué un día en Mimongo, capital de la tribu de los Mitzogo. Y me recibieron con las siguientes palabras: «Tu nombre es N'ganga Missoko –el que cura a todo el mundo–, vienes para estar entre nosotros y te irás pronto». Solo entre aquellos africanos, con una lengua sin escritura, pude aportar la riqueza y la eficacia de nuestra medicina alopática. Pero me hicieron descubrir también cosas de otra naturaleza también muy útiles, en particular en el ámbito de las enfermedades mentales, en los confines del cuerpo y el alma. Vivían en un mundo de espíritus que iban y venían. El contacto con sus brujos, sacerdotes y médicos a la vez, me apasionó y me abrió los ojos a una nueva dimensión.

De vuelta a Francia, decidí especializarme en pediatría y retomé mis estudios en Grenoble. Pero algo había pasado y no tenía bastante con las técnicas modernas. Fue entonces cuando el doctor Robert Bourgarit fundó su escuela de homeopatía de la que fui uno de sus primeros alumnos. Era apasionante y descubrí un mundo que hacía de puente entre el psicoanálisis y la medicina "orgánica", disciplinas dramáticamente separadas en la medicina contemporánea.

Los niños reaccionaban de forma extraordinaria a las pequeñas dosis. Mis propios hijos me lo demostraban de forma cotidiana antes de que me lo confirmasen los enfermos que trataba en el hospital durante las largas noches de guardia. Pocos compañeros, a pesar de ser testigos de aquellas curaciones, me siguieron en un camino que exigía mucho esfuerzo personal.

Seguidamente me instalé en la Costa Azul, como "pediatra homeópata", lo que fue muy bien acogido por la población local. Hay que tener en cuenta que a finales del siglo XIX, el doctor Chargé había creado un centro de homeopatía de renombre en Saint Raphaël y había publicado un tratado sobre el tratamiento de las enfermedades respiratorias. Médicos simpatizantes que venían de los cuatro rincones del país se reunieron y formaron la denominada

École Hahnemannienne. El grupo se reunía cada quince días para poder estudiar más profundamente la materia médica homeopática que oculta tantos tesoros. Los trabajos fueron publicados bajo el título de *L'homéopathie exactement*. Nuestro objetivo era el poder encontrar la idea general que hace de síntesis de los miles de síntomas que tiene cada remedio.

Con una idea parecida se publicó en 1982 el libro *L'esprit du remède homéopathique, ce que le mal a dit*, en el que se intentaba exponer al público general los resultados de nuestra investigación, y que, con traducciones al ruso, rumano, italiano, español,[1] americano y alemán, ha tenido un gran éxito.

Hay que señalar también la introducción de la homeopatía como disciplina enseñada en la Facultad de Medicina de Marsella, donde muchos médicos se están formando.

El libro que tenéis en vuestras manos es el fruto de todo este recorrido. El hombre está estudiado en su dimensión simbólica a través de todo su crecimiento, desde el estadio unicelular hasta la muerte, última partida hacia el más allá. Cada etapa está indicada por alguno de nuestros grandes remedios homeopáticos que la caracterizan. Amigos lectores, ¡seguid conmigo este camino iniciático que nos hace progresar en cada una de las tres dimensiones del amor!

DIDIER GRANDGEORGE
8 de diciembre de 1997

HACIA UNA SALUD SIN TACHA

Christian Samuel Hahnemann, el genial creador de la homeopatía a finales del siglo XVIII, quiso que se escribieran las siguientes palabras en su tumba:

Hay dos tesoros en la vida: una salud sin tacha y una conciencia sin reproches; la homeopatía nos puede dar la primera, el amor a Dios y al prójimo la segunda.

¿Qué es una salud sin tacha? El *Diccionario Larousse* nos señala que es el estado de los que su organismo funciona normalmente, *en ausencia de cualquier enfermedad*. En nuestro mundo materialista de finales del siglo XX, las enfermedades se consideran como desajustes producidos por agentes externos como los microbios y los virus, o como disfunciones producidas por el deterioro de nuestro organismo, excesos de los que somos responsables (alcohol, tabaco, etc.) y exposiciones a diversos tipos de contaminación. De esta forma en un cuadro de amigdalitis se considera que un microbio proliferará en la amígdala y el tratamiento tiene que ser un antibiótico que elimine al intruso.

Pero como la Hidra de Lerna en la mitología griega –serpiente de múltiples cabezas que se multiplican a medida que se las corta– las enfermedades son reincidentes, lo que provoca que el médico multiplique sus tratamientos con antibióticos de forma desatinada, perjudicando nuestra salud. La *cronicidad* se instaura y los pacientes se hacen dependientes de medicamentos cada vez más fuertes.

Ciertas vacunas han hecho desaparecer enfermedades infantiles, pero cada vez más vemos que los niños y los adultos sufren de problemas alérgicos para los que la medicina clásica no ofrece soluciones radicales. Los asmáticos, por ejemplo, son tratados de forma cotidiana con aerosoles a base de broncodilatadores y corticoides que no pueden dejar. El médico que observa a la humanidad que sufre está expuesto también a esos microbios y virus, pero por suerte para él cree que no se enfermará. Dotados de razón, ¿han decidido respetar a los hombres que se dedican a cuidar a los demás? ¡Seguro que no!

De hecho, un razonamiento tan simple permite comprender que la presencia de estos agentes, aunque es necesaria, no es suficiente para inducir la enfermedad. Hace falta que el organismo receptor no resista la agresión de estos intrusos. Normalmente, nuestro sistema inmunitario lucha eficazmente y nos protege de la enfermedad. Ésta se desarrolla solamente si el terreno del sujeto es débil.

El terreno sobre el que se desarrollan las enfermedades

Otra forma de abordar las enfermedades es pues interesándose por el "terreno" sobre el que se desarrollan, es decir en *el estado energético de los pacientes*.

En el *Organon del arte de curar*, Hahnemann nos dice:

> En el estado de salud, la energía vital hace reinar en el interior del cuerpo una armonía admirable y permite al espíritu que lo habita utilizar este instrumento vivo y sano para lograr el más alto fin de su existencia.

Todos tenemos, a pesar de nuestra influencia materialista, una idea de esta energía que nos habita. Por ello decimos, por ejemplo, después de unas vacaciones, que nos hemos cargado de energía,

El nivel desborda
Acción altruista
Salud

Buen nivel
energético

Estado energético
deficiente
Enfermedad

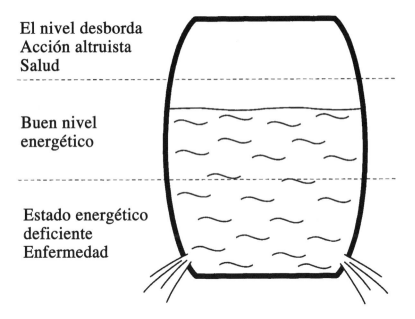

Barril de las Danaidas

que estamos en plena forma. Por el contrario, notamos las pérdidas de energía en las situaciones en las que nos sentimos invadidos por algo negativo.

Para ilustrar estas pérdidas energéticas, otro mito griego, el del barril de las Danaidas, puede sernos útil. En él, las cincuenta hijas del rey de Argos, Danao, se tenían que casar, pero la noche de bodas, inducidas por su padre, todas a excepción de de una mataron a sus maridos. Por ello fueron castigadas a llenar de forma interminable un barril agujereado. El barril representa el cuerpo humano y el agua la energía. Nos beneficiamos de los constantes aportes energéticos con el sol, la respiración, la alimentación, el amor que los demás nos irradian. Pero perdemos sin cesar nuestra energía con fugas que son generalmente inconscientes. En el estado de salud, los aportes de energía (de agua) son suficientes para mantener en nuestro cuerpo (el barril) un buen nivel que nos permite luchar de forma eficaz contra todas las agresiones. Si el número de agujeros o su importancia es demasiado elevado, el nivel en el barril baja y no tenemos los medios para luchar contra lo que nos desestabiliza y se instaura la enfermedad. Un método inicial de pararla es aumentando los aportes energéticos, pero si persisten las fugas, el problema se cronifica. Por lo contrario, si se tapan los agujeros del barril, todo volverá a estar en orden. El nivel energético volverá a subir, superando el que nos garantiza una buena salud. Al máximo, el barril de energía puede incluso desbordarse. Estamos entonces delante de personas que tienen energía no solamente para ellos sino también para los demás, y se dedican a acciones de tipo altruista. Los homeópatas saben que un paciente realmente curado no se enmohece y emprende acciones de envergadura.

Pero ¿cómo podemos localizar y tapar los agujeros del barril? Hay que comprender que, en el mito, el rechazo al matrimonio y el asesinato de los esposos simbolizan nuestro rechazo a realizar nuestro matrimonio interior, es decir nuestro rechazo a ir al encuentro de nuestro inconsciente y de enfrentarnos con nuestros animales interiores.

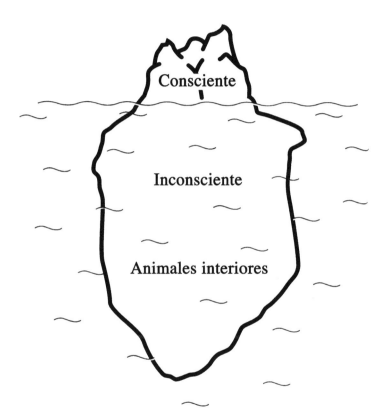

Nuestro psiquismo es como un iceberg

*«El hombre debe dar nombre
a los animales interiores»*

En nuestra psique, el consciente representa solamente la parte emergente de un iceberg. La mayor parte del bloque de hielo está escondida y esas fuerzas nos manipulan con nuestra ignorancia. En la Biblia, que es un texto iniciático, Dios crea primero a los animales, después al hombre, y el hombre se encarga de "poner nombre a los animales". No se trata de que Adán se pasee por la sabana y nombre al león, a la jirafa o al elefante, sino que cada hombre realice su camino interior y afronte las fuerzas del inconsciente que moran en él y decirles "no", para recuperar la fuerza, controlarla y hacer que sea positiva.

Encontramos esta necesidad en el mito griego del Minotauro –que es un monstruo con el cuerpo de hombre y la cabeza de toro– que devora a todos los que se presentan ante él. Teseo se salva y sale del laberinto gracias al hilo de Ariadna, es decir gracias al amor.

El rol que tiene hoy en día el médico es el de Teseo: acompañar a sus pacientes en el laberinto de su inconsciente, encontrar al Minotauro y ayudarles a matarlo. Se liberan de esta forma de las fuerzas infernales que contribuyen a la autodestrucción que representa la enfermedad. Sin amor, esta misión es imposible. Hemos de señalar que en Minotauro encontramos *minos*: el pequeño, la infancia. Son las fuerzas inconscientes del mundo de la infancia.

El mito es retomado en el toreo donde el hombre "vestido de luces", es decir vestido del conocimiento y del saber[2], va a matar, en la arena de la plaza que representa el cuerpo humano, al toro que simboliza las fuerzas ciegas inconscientes, lo negro.

El negro no es un color, es una ausencia de luz. Un tejido negro capta toda la luz y no devuelve nada, es la imagen del ego absoluto.

Al igual que la vida desaparece en la ausencia de luz o calor, el ego absoluto no permite vivir.

NECESITAMOS AMOR

El amor, como la luz, nos permite salir de nuestro laberinto interior.

Las tres dimensiones del amor

Como la luz blanca que se descompone en un prisma en tres colores fundamentales –el azul, el rojo y el amarillo–, el amor, nos dicen los griegos, comporta tres dimensiones. La primera –*eros*– corresponde al ego. Decimos "yo", tomamos nuestra medida[3] de las cosas. El amor es indispensable en los inicios. Confucio y Jesucristo decían *«Ama al prójimo como a ti mismo»*. Hay que amarse a uno mismo, amar su "ego", hacer reinar la armonía y la alegría en el seno de una comunidad de miles de individuos como la que representa nuestro organismo. Cada célula podría vivir sola. Pero cada una se especializa y ocupa un rol indispensable para todas las demás. En esta sociedad no hay paro: las células del corazón laten para las demás, las células del pie andan para las demás, las del intestino digieren para las otras. *Nuestro cuerpo es una comunidad fantástica en la que, en el estado de salud, reinan un amor y una comunicación ejemplares.* No hay ni una célula inútil, excluida. El hombre es verdaderamente la imagen de Dios, y una sociedad humana ideal sería parecida a ella.

El segundo nivel del amor –*philos*– representa al "nosotros". Varios individuos se agrupan y el amor circula entre ellos. El amor altruista aparece. Una madre o un padre pueden tirarse al fuego para salvar a su hijo. El "nosotros" parte de la pareja, se extiende hacia los hijos, la familia, la nación.

Pero el infierno siempre puede ser posible: "nosotros" los serbios y "vosotros" los croatas; "nosotros" los tutsis y "vosotros" los hutus, etc. Aparecen las guerras fratricidas que han marcado siempre la humanidad.

La tercera dimensión del amor –*agape*– representa el amor altruista universal. Ya no se dice "yo" ni "nosotros", se dice "ellos". Es el significado de "Dios" en la cábala fonética.

Los grandes iniciados

Como Jesucristo, han logrado la tercera dimensión en vida. Jesús dijo: «Yo soy la luz del mundo...», y nos habla de la trinidad que le habita. Tres personas que hacen una –el padre, el hijo y el Espíritu Santo– y que representan los tres colores amarillo, rojo y azul. El amarillo es el color del sol, del padre que dispensa con abundancia sus rayos sobre la tierra y permite la vida; el rojo es el color del hijo, de la sangre, y el azul, el del espíritu, del océano, de la madre.

Ignatia amara, "encendido de amor", es el remedio homeopático de aquellos que tienen una pena del amor. La segunda dimensión, el nosotros, la pareja, les ofrece solamente amores imposibles ya que existe siempre una exclusión que no toleran. Se encuentran entre el retorno al amor fusional, al "yo", y el paso a la tercera dimensión. El haba de san Ignacio debe su nombre a los misioneros de la Compañía de Jesús que la denominaron de esta forma en honor a su fundador San Ignacio de Loyola. El haba se utilizaba para proteger a la gente de la peste. Cuando estudiamos la vida de san Ignacio, vemos que se encuentra dentro de la problemática del remedio y que encontró la solución en la vida espiritual. Al inicio aquel personaje noble se encontraba en el "yo", en el juego mundano y de las vanidades del siglo XVI. Después tuvo un amor imposible con una persona que no era de su mismo rango social y de esta manera el acceso al "nosotros" le es prohibido. Enfermo, descubre, a las puertas de la muerte, la tercera dimensión y pasa el resto de su vida en la espiritualidad, adorando la Santísima Trinidad con éxtasis en los que se alternan risas y lágrimas de felicidad.

La cábala fonética

A lo largo de este trabajo daremos muchos ejemplos de cábala fonética. Ésta es una ciencia iniciática de origen hebreo, que nos hace ver que cada palabra puede tener múltiples significados. Los hebreos la aprendieron en Egipto, gracias a Moisés que fue educado como el hijo del faraón. Seguidamente, Moisés deja Egipto con su pueblo en una ruptura que va a durar milenios. El pueblo judío errará por el mundo sin tierra reconocida. Es el judío errante.

En 1980, la reconciliación entre egipcios e israelitas tuvieron lugar en Camp David. El presidente Sadat reconoció a Israel y le dio la mano a Begin, el primer ministro del Estado hebreo. El año siguiente en Francia se produjeron unas elecciones a la presidencia que oponían al presidente saliente Valéry Giscard d'Estaing (*gise car destin*),[4] hombre de economía, de la materia, con François Mitterrand (*France soit mythe errant*),[5] hombre de verbo. El primer ministro del primer gobierno de François Mitterrand se llamó Maurois (*mot roi*),[6] Lang[7] se ocupó de la cultura, Delors (*de l'or*)[8] de las finanzas, Defferre (*main de fer*)[9] en el Ministerio del Interior, Cresson[10] en agricultura, Le Pensec[11] de pesca... Todo el gabinete ministerial era una pura cábala fonética. A partir de entonces el francés es portador del verbo. Y Mitterrand coloca una pirámide egipcia en el centro del Louvre.

Lo interesante es poder acceder al significado de la palabra "Dios". Los hebreos utilizaban la cábala para todas las palabras salvo la del que que no querían pronunciar, desgranando las letras que lo formaban: *yod hev vav hev*. En francés, *Dieu* o Dios se pronuncia más o menos "dié", que se acerca a lo que en español sería "se dice 'ellos'", en francés *on dit "eux"* algo así como "on di é".

Lo que hay que entender es que nuestro cerebro funciona muy bien con la cábala fonética. Ello nos permite descifrar los mensajes inconscientes que a menudo se presentan de forma escondida.

EL SIMBOLISMO
DEL CUERPO HUMANO

El cuerpo humano se parece a un gran templo en el que los fundamentos son los pies y el techo es el cráneo. Es el templo del que habla Jesucristo cuando dice que si se le destruye necesitará tres días para volverlo a construir, haciendo alusión a los tres días que transcurrieron hasta su resurrección.

Sobre el plan anatómico, si el pie representa el germen –el "ego"–, la rodilla simboliza el acceso al "nosotros" y la cadera la tercera dimensión del amor. Por ello, por ejemplo, en la Biblia, Jacob lucha una noche entera contra un ángel que representa sus fuerzas inconscientes. Sale vencedor del combate pero tiene "una herida en la cadera".

Pero ¿qué impide al hombre conseguir este logro? Comprendí esto un día en el que una paciente, una campesina, me trajo a su hijo y me dijo: «*Docteur, mon enfant a un ganglion à la aine*» («Doctor, mi hijo tiene un ganglio en la ingle [*à la haine*]»).[12] ¡Dios mío, estaba clarísimo!

«El paso de la tercera puerta está reservado a aquellos que han eliminado cualquier rencor de su corazón.» De esta forma Jesucristo aconseja a los que quieren orar *primero* reconciliarse con sus enemigos.

Una mujer joven me trajo a la consulta un bebé de seis meses que gritaba por la noche mientras dormía. Pensé en algún tipo de pesadilla. Me dirigí a la madre y le pregunté: «Y usted, ¿tiene pesadillas?». La mujer me respondió que aquella misma noche había soñado que su mejor amigo chocaba con su coche con otro vehículo. Pensé en **Anthracinum**, remedio del ántrax, que tiene miedo de que los coches le pasen por encima.

–¿Ha tenido algún absceso últimamente? –le pregunté.

–Este verano, doctor, tuve muchas molestias por un ántrax en la ingle.

–¿Ha tenido algún accidente durante el embarazo?

–Sí, a los siete meses, un coche frenó bruscamente delante del mío, no lo pude evitar y me enclasté en él. El cinturón de seguridad me apretó el vientre.

–¿Qué sintió entonces?

–Odio hacia la mujer que conducía aquel vehículo. ¡Si hubiera hecho daño a mi bebé la habría matado!

–De hecho le habría sido necesario perdonar.

Pero para acceder a esta dimensión del perdón, hace falta un conocimiento que frecuentemente es patrimonio de aquellos que han realizado su descenso a los infiernos, sólo han visto y luchado contra sus propios animales interiores. Comprenden que los hombres responsables de acciones negativas no son más que niños manipulados por las fuerzas del inconsciente de su ego. Por ello Jesucristo dijo: «Dejad que los niños vengan a mí». Viendo a los niños, es decir viendo los meandros de su inconsciente, puede curarles.

Empezamos nuestra andadura en la tierra en el seno materno, abastecidos de un amor infinito. Es un amor egoísta, todo es para nosotros. Se le podría calificar de *menos infinito*. El desenlace de la trayectoria humana es el de salir del vientre materno, dirigirse hacia los demás al reencuentro de la segunda y después de la tercera dimensión del amor. La tercera dimensión –una gran luz blanca que describen algunos moribundos y que les atrae con fuerza–, desgraciadamente, se percibe muy pocas veces en la vida terrestre. Solamente algunos bienaventurados, sabios o místicos tienen acceso a ella en forma de fogonazos, de éxtasis: el corazón se dilata en bocanadas de amor absoluto, los ojos lloran de reconocimiento y admiración; el espíritu comprende de forma instantánea su dimensión de eternidad, su individualidad en comunión con los otros seres vivos, con la naturaleza y el cosmos entero. Intenta ayudar en todo lo posible y se apremia a hacer conocer esas joyas a los que le rodean, como nos lo muestra Véronique Cossé en su obra *Le coin du voile*.

Es a menudo a este nivel donde todo se complica, ya que este entusiasmo tropieza con los palos de los más allegados, de los amigos y de la mayor parte de los actores de la sociedad donde él evoluciona. Despliega grandes cantidades de energía, aunque las evidencias no digan nada. Además, las grandes ideas altruistas tropiezan con los sistemas institucionalizados, los grupos de interés y los egoísmos que se han instalado confortablemente y que no quieren cambiar nada. En la región del Mediodía francés hay un refrán que dice: «No se da de beber al asno que no tiene sed».[13]

El hombre que accede a este nivel de conocimiento y de amor tendrá por lo tanto que armarse de paciencia y de compasión, saber "dar tiempo al tiempo", proponer, pero no imponer, aunque delante de él la gente a la que quiere se precipite a un abismo. Un cambio, una escucha, una obertura es siempre posible hasta el último instante. El asno simboliza el acceso al conocimiento. Se ponen unas orejas de asno al alumno que no quiere hacer nada. Algún día el asno, forzosamente, tendrá sed.

Estas tres dimensiones del amor se reencuentran simbólicamente a nivel de los pisos superiores del cuerpo humano como nos lo muestra Annick de Souzenelle en sus estudios sobre el simbolismo del cuerpo humano.

Dualidad

El cuerpo se divide en dos por el diafragma. La parte inferior se relaciona con nuestras ataduras terrestres, y de forma simbólica con la madre; la parte superior representa nuestra atracción hacia el cielo, simbolizado por el padre.

Conium maculatum no consigue hacer pasar la energía hacia la parte superior del cuerpo con el fin de acceder al conocimiento. Paraliza sus extremidades inferiores y se vuelve viejo, chocho y libidinoso.

Por otro lado, tenemos *la lateralidad*. El lado derecho, representa la fuerza, la racionalidad, el espíritu cartesiano, es el lado del padre; el lado izquierdo, artístico, intuitivo, sentimental, es el lado materno.

Lycopodium hipertrofia su lado derecho que se enferma. Busca el poder, la grandeza y se identifica con el padre que dirige la familia, pero tiene miedo de no poder establecer su autoridad y de ser devorado por sus propios hijos.

Lachesis desarrolla en exceso el lado izquierdo. Se enferma por celos, por una exaltación de los sentimientos. No soporta las rupturas afectivas y le gustaría mantener a todo el entorno bajo su dominio.

El cuerpo y sus símbolos

La piel

Vamos a hablar un poco sobre la piel, que es la barrera protectora del cuerpo. Simboliza a la madre que ha sido nuestra primera barrera protectora, con su útero que nos protegía del exterior.

Fuera del útero, estamos expuestos a las adversidades del mundo exterior como pueden ser el frío, los microbios y los alérgenos. Hace falta protegerse. El eccematoso se siente "ex amado"[14] y encuentra a faltar la fusión con la madre. Quiere que se le ponga pomada, que se le acaricie. La psoriasis puede curarse en el mar Muerto: ¡la "madre muerta"[15] que nos puede proporcionar la autonomía!

En francés *avoir du pot* o, literalmente, "tener del pote", quiere decir tener suerte: antiguamente cuando las enfermedades se expresaban en la piel, los médicos decían a sus enfermos que se pusieran de rodillas y dieran gracias al Señor. En efecto, en numerosas enfermedades cuando la erupción "sale", el caso se solucionará sin problemas.

Una curación homeopática se acaba frecuentemente con una erupción que hay respetar y no precipitarse con pomadas de cortisona que pueden hacerla "entrar de nuevo".

La piel está recubierta por la ropa que simboliza nuestro barniz exterior. Un médico hace desnudar a sus pacientes para examinarlos. Simbólicamente, puede querer decir que quita las capas superficiales para llegar a la profundidad: "desnuda también el alma".

Platina es el remedio de la gente que da una importancia excesiva a su apariencia exterior y se arruinan comprando vestidos caros.

Hay gente que presenta en la piel manchas blancas que se deben frecuentemente a duelos no solucionados (**Arsenicum album**, **Calcarea silicata**, **Hura brasiliensis**), o manchas "café con leche" típicas de **Carcinosinum**.

En la cábala fonética *la-ta-che* o "la-man-cha" nos hace pensar en tres posibles significados:

La tache o "la mancha" que expresa una noción de culpabilidad. En la tradición católica solamente la Inmaculada Concepción nace sin mancha, es decir, sin pecado original. Hace falta desculpabilizarse, ya que el error es humano, solamente el hecho de perseverar en el error es diabólico.

L'attache o "la atadura" de la que hay que deshacerse: hace falta desatarse de las uniones fusionales, lo que Carcinosinum no puede hacer.

La tâche o "la tarea": hay que encontrar el porqué de las cosas y hacerlo, lo que no es muy evidente en nuestra sociedad actual.

Pero recorramos el cuerpo desde los pies hasta la cabeza, lo que puede constituir un viaje del pasado hacia el futuro. Los homeópatas saben que la evolución de las enfermedades hacía una agravación se efectúa de abajo hacia arriba y del exterior hacia el interior. La curación se produce en sentido contrario y cuando tenemos los síntomas en los pies quiere decir que el enfermo va mejor. Además, los síntomas más antiguos son los últimos en desaparecer.

Los pies

Como hemos visto representan el germen, la base, el contacto con el suelo, la infancia (la raíz *podos* o "pie" se encuentra en las palabras podología y pediatría: el estudio de los pies y el estudio de la infancia).

Se encuentran en la planta del pie zonas reflejas que se corresponden con el resto del cuerpo, situándose los órganos de la cabeza en los dedos gordos.

Sulphur es el remedio típico de aquellos que "toman su medida"[16] y han comprendido que para llegar tienen que saber *conformarse con lo que se tiene*. Sulphur está contento e incluso puede ser un vagabundo: sus harapos le parecen finas sedas. Cree en su sol interior, que es el de la tierra, aunque sea como el gallo francés que canta con los pies sobre el estiércol. Su problema es que no encuentra indispensable hacer caso al sol exterior, la voz de los demás. Su sol interior le basta, ¡aunque note el olor del azufre! A la palabra azufre se parecen sufrir o sufrimiento. Sulphur es considerado por los homeópatas como el remedio más profundo de la *psora*, el sufrimiento fundamental, y numerosas curas homeopáticas se acaban con una dosis de Sulphur.

Los tobillos

El tobillo, que se encuentra entre el pie y la pierna, es una zona frágil. El esguince representa el derogar, con las leyes o las reglas que aseguran la solidez, la altura en la vida. Después de un paso en falso[17] –lo que no hace falta– puede aparecer un profundo dolor.

Un buen remedio de esguinces de repetición es **Natrum carbonicum**, que intenta conseguir la *armonía*. Esta armonía se rompe con los esguinces que representan las pulsiones del ego –el pie– y de la necesidad de un amor altruista (la parte superior del cuerpo).

Rhus toxicodendron es un remedio de esguinces agudos. La idea más importante de este remedio puede resumirse con las palabras: "el movimiento es la vida". Pero Rhus toxicodendron se agita demasiado, resbala y se produce un esguince.

El tendón de Aquiles

Es el punto débil del hombre. La ruptura de un tendón ocurre cuando nos encontramos *divididos* entre varias posiciones –¿hacia qué tendemos?–,[18] de hecho entre el "yo" y el "nosotros", pasaje hacia la "rodilla". Los músculos implicados son los gemelos, que representan la dualidad, para la que el mejor remedio es **Anacardium**, remedio también fundamental para los tendones. Hay que saber hacer elecciones, como la de elegir entre el espíritu y la materia o entre el ego y el altruismo. ¡La debilidad del hombre se centra en esta dualidad!

Las rodillas

Nos encontramos en la segunda dimensión. Las alteraciones a este nivel son a menudo sintomáticas de un conflicto entre el ego y la vida en pareja.

Un día un adolescente llegó a mi consulta con molestias en la rodilla. Le pregunté: «¿Cómo se llama ella?». Entonces se sonrojó y me dijo: «¡mis padres no lo saben doctor!».

Tomemos como ejemplo algunos de nuestros grandes remedios homeopáticos para problemas en las rodillas:

Medorrhinum multiplica las relaciones amorosas y las parejas se suceden. La sexualidad es muy rica y nuestro individuo "toma mucha parte" en ella.[19] Está cogido por la fuerza del ego, busca siempre más y anticipa continuamente las futuras conquistas y aparece el sufrimiento de los "nosotros" sucesivos y la posibilidad de coger enfermedades venéreas como la gonorrea. Uno de los grandes síntomas de Medorrhinum es el de dormir sobre el vientre, en posición genupectoral, como una rana. Si tiene verrugas o reumatismo, es sobre todo en la rodilla.

Iodum puede, por ejemplo romperse los ligamentos cruzados jugando a fútbol. Este remedio está en relación, como veremos más adelante, con las necesidades de trascendencia. Iodum no está afectado por la dualidad del "nosotros" ni por la vanidad del "yo". Busca la tercera dimensión que no encuentra en su actividad exagerada. Solamente el reposo prolongado con la contemplación asociada podrá acercarle a la dimensión espiritual a la que aspira.

La cadera

La cadera constituye, como hemos ya señalado, la "puerta del hombre", es decir el acceso a la tercera dimensión. Los nombres elegidos por los anatomistas son evocadores: la arteria femoral se denomina en francés *artère fémorale,* parecido a *fait moral* o "hecho moral", fémur es en francés *fémur* parecido a *fait mur* o "hecho maduro", o ingle que en francés es *aine* como *haine* o "rencor". Entre los remedios homeopáticos de problemas en la cadera nos encontramos con **China**. La corteza de la quina fue el primer remedio que sugirió a Hahnemann la idea de la homeopatía. Leyó que un médico inglés, Cullen, describía unas fiebres parecidas al paludismo que aparecían en los obreros que trabajaban en los almacenes que contenían la quina. ¡Además, aquella sustancia medicinal de origen peruano, podía curar precisamente las fiebres producidas por el paludismo! Hahnemann decidió probar la quina en él mismo y a los pocos días empezó a notar los síntomas que describió en su materia médica. Era la primera patogenesia (de *pathos* que es "sufrimiento" o "enfermedad" y *genesis* o "nacimiento"). Entre todos aquellos síntomas, además de la fiebre, encontramos agotamiento, anemia y un miedo terrible a los animales. China es como un árbol al que se le ha sacado la corteza. Pierde su savia, sus flujos vitales y se agota. Es el remedio de aquellos que quieren ver lo que hay bajo su corteza, comprender su interioridad, pero no tienen el coraje para poder enfrentarse con sus animales interiores.

China es el remedio del individuo agotado por un psicoanálisis, que se pierde en el dédalo de síntomas diversos sin poder encontrar la llave maestra y, por lo tanto, no puede conseguir la síntesis. En la vida cotidiana, puede perder continuamente sus llaves.

Efectivamente, después del análisis (la "lisis anal", la dualidad), hay que llegar a la síntesis (la "sana tesis"), la tercera dimensión, es decir la puerta de la cadera.

Después de tomar China, Hahnemann tuvo el coraje de realizar más de cien patogenesias, las de los principales remedios homeopáticos. Aquel camino le procuró el conocimiento y la fuerza para vivir muchos años curando a la humanidad.

El abdomen

El ombligo

En una posición central en el abdomen, lugar de nuestra antigua unión con la madre, el ombligo simboliza al ego: el egoísta se contempla el ombligo, se cree el ombligo del mundo. Una hernia umbilical refleja la voluntad de recrear una unión fusional.

Abrotanum sangra por el ombligo. No ha soportado jamás la ruptura del cordón umbilical e intenta mantener con el entorno relaciones de dependencia energética. Vampiriza a todos los que puede.

El estómago

En el abdomen, el estómago simboliza la fuerza, el coraje para "tragar" las cosas que son particularmente indigestas (por ejemplo las malas noticias).

Nitricum acidum, el hombre rígido que nunca perdona, no digerirá una ofensa de su mejor amigo y lo sentirá mucho. ¡El hecho acabará hiriéndole hasta el punto de encontrarse con una úlcera de estómago! Son individuos que además tienen la mala costumbre de comer cosas indigestas como tierra, yeso, etc.

El intestino

Representa el recorrido laberíntico del "yo" amenazado por el animal interior.

Colocynthis no llega a desembarazarse de su cólera y la somatiza a través de fuertes cólicos abdominales.

Arsenicum album es un buen remedio para las diarreas agudas que vacían y ponen la vida en peligro. La clave del remedio es la ansiedad por la muerte. ¿Hay alguna cosa después? En la duda, Arsenicum album se agarra a la materia y se vuelve meticuloso y avaro.

El restreñimiento simboliza el rechazo a dar. Un gran remedio para ello es **Opium** que, bajo el efecto de un gran susto, va a paralizar todas sus funciones vitales. No participa en los intercambios exteriores y se aparta de los demás, y de Dios, para situarse en el infierno, encerrado en sí mismo.

Los riñones
Están en la parte superior en la misma línea que los pies. Es el germen interior, la sede de la fuerza ancestral, de la energía transmitida por los antepasados. En estos órganos se sitúa el acceso a la llamada interior para pasar de la dualidad del "nosotros" hacia la trinidad que se sitúa en el hígado.

El riñón es el órgano donde se esconde el miedo que vacía nuestras energías primitivas, miedo de "desfusionarse", de hacerse autónomo.

Phosphorus es un buen remedio para un individuo que no soporta una ruptura afectiva y adelgaza, se agota, se "desencarna", está pensando en las estrellas, y hace de golpe una nefritis con hematuria. Bajo el efecto del remedio, la enfermedad se detiene, el paciente vuelve a poner los pies en el suelo y se abre a una dimensión espiritual equilibrada.

El páncreas
Es la fragua, el centro desde donde se distribuye la energía necesaria para la creación (*pan-kreas*, "todo carne" o "toda creación"). La insulina permite al azúcar –el carburante– entrar en las células del cuerpo para aportarles la energía necesaria para la vida.

Spongia es un remedio de afecciones pancreáticas. La problemática profunda del remedio es la de la esponja, el animal que vive en el mar comportándose como un vegetal. No se hace autónomo de la madre de la que depende y de golpe pierde su autonomía y vegeta.

El bazo
El bazo representa los pesares del pasado, el *spleen* (bazo en inglés). Es un camino sin salida que nos lleva hacia atrás.

Capsicum ha vivido mal un traslado, un trasplante y a partir de entonces engorda, tiene insomnio y padece una mastoiditis (otitis que se extiende al hueso temporal, el hueso del tiempo). Tiene nostalgia de un paraíso perdido, el de la vida intrauterina.

El hígado

Es el paso hacia los espacios superiores, el camino, a través del diafragma, de la tierra hacia el sol. La vena del hígado se denomina vena porta –es la puerta estrecha de los Evangelios–. ¡Muchos son los llamados pero pocos los elegidos! Hay que tener fe,[20] parar de "tragar bilis", para escapar del mundo puramente material, lábil.[21] La cruz significa "cree": creer, tener fe, crecer, subir hacia lo alto.

Chelidonium no quiere ver claro. Traga bilis, sufre de dolores hepáticos. Ciego como Tobías, que se curará con la aplicación de hiel en sus ojos. Esta planta se denomina en francés *la grande éclaire*, y como *éclairé(e)* es "iluminado" o "iluminada", puede ser algo así como "la gran iluminada". Tiene un jugo amarillo como la bilis, eficaz localmente para hacer desaparecer verrugas. La celidonia se denomina también hierba verruguera.

Lionel lleva una vida mundana y sin sentido, hasta que un amigo le aconseja que se ponga celidonia en unas verrugas rebeldes que tiene en la mano. Poco tiempo después, descubre la espiritualidad y empieza a realizar importantes acciones caritativas de ayuda al Tercer Mundo.

Tórax

El timo

Es un órgano en el que se hace el reconocimiento entre el "yo" y el "no yo". Es la sede de la inmunidad celular la que falla en enfermedades como el sida y la que está en exceso cuando rechazamos un injerto.

Kalium iodatum sufre una compresión traqueal por un timo grande. Tiene ideas fijas de las que nunca se arrepiente. Pierde la capacidad de conocer y entender, desconoce a sus hijos (según la AFADH).[22] Encontramos indudablemente a este nivel el origen de enfermedades inmunitarias en las que el cuerpo rechaza sus propios órganos, "desconociendo a sus propios hijos".

El pulmón

Es la sede del soplo, de la vida extrauterina. Con su ritmo inspiración/espiración, recuerda la pareja recibir/dar. Se dice del que tiene ideas que está "inspirado". Adán, en la Biblia, es creado a partir del soplo de Dios en la arcilla. **Ipeca** tiene asma agudo. Cuando lo tiene vomita. La lengua está limpia. Es alguien que no sabe lo que quiere, guarda el aire viciado que tendría que expulsar y vomita los alimentos que tendría que digerir. **Yo toso**: "yo-todos".[23] A menudo la tos es un testigo de nuestra dificultad para vivir en grupo. Por ello, los niños que han pasado las vacaciones de verano jugando[24] en libertad empiezan a toser cuando la vuelta a las clases les impone las limitaciones de la vida en grupo: hay que quedarse quieto y no "tropezar".[25]

La tos expresa de esta forma la pena, como la de **Ignatia**, que sufre por la separación de un ser querido después de un duelo o un divorcio, etc.

La pleura

Rodea al pulmón y protege al árbol respiratorio. Es el símbolo de la casa que nos protege y que no queremos dejar. **Bryonia** hará una pleuroneumonía, por ejemplo, cuando proyecte salir de vacaciones. Es una planta que tiene unas raíces enormes.

Las costillas

Forman la caja torácica que sirve de protección a los frágiles órganos que se encuentran en el tórax. Desde la Biblia, la costilla simboliza lo que está a nuestro lado, la relación con el conjunto. Eva fue formada por Dios a partir de la costilla de Adán.

Kalmia latifolia sufre la fractura de una costilla. Quiere ser el que hace que la gente se relacione, quiere que el mundo gire entorno a él, que los otros no puedan vivir sin él. De hecho quiere mantenerlos enjaulados. **Cactus** es una flor que se abre por la noche, oculta a todas las miradas. El niño Cactus sufre de asma y tiene la impresión de que su caja torácica está apretada como por un tornillo. No soporta que le vean hacer los deberes, ya que tiene la impresión de que es como un animal en el zoo observado dentro de su jaula.

La sangre

La sangre se oxigena en los pulmones. La sangre contiene glóbulos rojos, que son células "sin" núcleo. La pérdida del núcleo nos hace pensar en la noción del padre (aquel gracias al que se pierde; se separa de la madre).

Natrum muriaticum sufre un rechazo del padre que se ausenta y desaparece de su vida. Hace "mala sangre" y puede, finalmente, tener, por ejemplo, una leucemia.

La hemoglobina contiene el hierro que fija al oxígeno. **Ferrum metallicum** es el remedio para la gente anémica que no puede hacer[26] hierro. Estas personas, al tomar Ferrum metallicum consiguen tener una voluntad "de hierro".

El corazón

Es el órgano maestro de la circulación. Es el único que trabaja de forma ininterrumpida desde el inicio, distribuyendo incansablemente la sangre a todos los demás órganos. Es como el Sol que dispensa generosamente sus rayos dorados hacia todas las formas de vida.

El corazón y el oro representan la función paterna. A un nivel superior simbolizan a Dios distribuyendo la vida a su alrededor.

Aurum metallicum es el remedio para aquellos que quieren, de alguna manera, ser semejantes a Dios en la Tierra. Buscan fortuna para poderla distribuir a los demás y estar en el origen de todo. Para lograrlo, desgraciadamente, van en contra de las leyes divinas y pueden incluso llegar a matar. Después viene el remordimiento, la culpabilidad terrible que se cierne sobre ellos, y que puede conducirles al suicidio o provocarles una enfermedad cardíaca que acabe con sus vidas.

Miembros superiores

Los dedos

Simbolizan el dedo de Dios señalando aquello que se "debe"[27] hacer. Cerca de Río de Janeiro hay una montaña que se denomina el Dedo de Dios. Los diez dedos son los diez mandamientos indispensables para la vida en grupo (no matarás, no robarás, no cometerás adulterio, etc.).

Digitalis (la digital) tiene un conflicto a este nivel. Los mandamientos hacen que para él la vida no tenga sabor: el placer está prohibido, y ¡el corazón sufre! Es el remedio adecuado para los alérgicos al esfuerzo, en especial si éste es impuesto.

Los puños

Representan la fuerza del hombre (al contrario que los tobillos, como se ha podido ver): he llegado "a los puños".

Calcarea carbonica sufre de un quiste sinovial en la muñeca. No llega a liberarse de un sentimiento de debilidad que explica sus numerosos miedos, como el miedo a los animales.

El codo

Se levanta el codo para golpear o para protegerse.

Bromum tiene un eccema en el codo. Levanta el brazo porque tiene miedo de que le ataquen cuando está en tierra, y sueña con volver a coger su barco y regresar al mar.

Agaricus sufre de una tendinitis en el codo. Tiene demasiada energía, golpea demasiado fuerte y el cuerpo cruje.

Phosphorus tiene psoriasis; es un blando que no quiere golpear.

El hombro

Es la zona que, como Atlas, permite aguantar al mundo. ¡Hay que "arrimar el hombro" para conseguirlo! **Calcarea phosphorica** es el remedio típico de la periartritis escapulohumeral. La articulación se calcifica. Es la articulación cruz o cruce entre la verticalidad –la columna– y la horizontalidad de los brazos extendidos. Calcarea phosphorica sufre en su crecimiento. El mundo le parece injusto o, piensa que cada uno tiene que llevar su propia cruz.

Anne-Laure trabaja como asistenta social y se enfrenta constantemente a situaciones de miseria material y afectiva en las que ella intenta "arrimar el hombro" cotidianamente. A los cuarenta años sufre una periartritis escapulohumeral.

Oleum jecoris aselli es el remedio que actúa de forma parecida en la espondiloartritis anquilopoyética, enfermedad que afecta la zona sacroilíaca, la que representa el cruce o la cruz en la parte inferior del cuerpo.

Cuello

La glándula tiroides

La glándula tiroides, que regula la adaptación térmica del cuerpo y el crecimiento, está –como se verá más adelante– simbólicamente implicada, como el hígado, en el acceso a la espiritualidad.

Iodum, el yodo, ha permitido al pez salir del agua y vivir en la tierra. En efecto, en el agua la termorregulación es lenta, mientras que en el aire libre hay que adaptarse a las variaciones bruscas de temperatura. El yodo comporta el catabolismo –la destrucción de la carne– para producir calor. Simbólicamente, la salida del agua representa el fin de las relaciones fusionales como las de tipo madre/hijo, relaciones devoradoras, para dirigirse hacia el amor altruista que respeta al otro en su propia individualidad. Rechazando este paso, Iodum intenta volver atrás y sufre problemas de tiroides o de otitis serosas; se oye a través del líquido igual que ocurre en la vida intrauterina.

Cabeza

La laringe

Modula la voz. Hay una relación entre la voz y la vida a seguir. Cuando se pierde la voz, se ha perdido a menudo el camino, no se sabe dónde ir. En ciertas situaciones no se ha conseguido reaccionar, "nos quedamos sin voz". Es el origen de las laringitis agudas o crónicas.

Aconitum pierde su voz después de padecer mucho estrés. Sufre una crísis de laringitis aguda a las once de la noche.

Spongia se agrava cuando hay mucha humedad en el ambiente y con el viento que viene del mar. Como una esponja, no puede dejar a su ma(d)r(e). Experimenta molestias respiratorias.

Calcarea bromata siente el peligro en su propia casa: el mundo está podrido y hay que quemarlo para después poder ver claro. Tiene una tos ronca.

Arum triphyllum tiene una voz bitonal. De hecho, no consigue tener un buen tono, ajustar su voz.

Calcarea sulphurica tiene la voz rota por los celos, porque solamente se hace caso al bebé recién nacido.

Calcarea carbonica tiene miedo de todo, todos los caminos de la vida son inquietantes. Tiene una laringitis crónica.

Cuprum no se siente a la altura para seguir el camino. Es un buen remedio para la laringe. Presenta desde el nacimiento una laringomalacia, es decir que la laringe no se ha calcificado correctamente. Por ello tiene una respiración ronca y difícil.

La boca

Es la sede del verbo. En ella están presentes el órgano femenino, la cavidad bucal, y el órgano masculino, la lengua. El hijo creado –el verbo– es divino, ya que en la parte superior del cuerpo creamos solos como Dios. En la parte inferior, por lo contrario, tenemos el sexo, y con él solamente poseemos una mitad de lo que es necesario para la creación del ser humano. El tartamudeo traduce una dificultad para acceder al verbo correcto. Las palabras tropiezan y los vocablos se repiten de forma espasmódica.

Mercurius solubilis tartamudea porque habla muy rápido para confundir a su interlocutor. Precoz, iniciado por los dioses y encargado de transmitir su mensaje a los hombres, Mercurio a menudo se siente tentado de tergiversar el mensaje para su provecho personal. Le traiciona su mal aliento, su salivación abundante y su tartamudeo.

Lilium tigrinum tiene miedo de decir alguna cosa equivocada. De golpe, no abre la boca y se refugia en una actividad física incesante. Son personas que quieren crear solos y en la pureza; no ven el espíritu, solamente la letra.

La nariz

Se encuentra "en medio de la cara". Su posición es central como la columna vertebral a la que representa o el sexo masculino al que simboliza. El sexo que penetra. Tener olfato, tener intuición, es saber penetrar en la esencia de las cosas. Si la nariz se tapa, no se comprende lo esencial. Hemos nacido[28] para sentir. La intuición es una de las cualidades principales del hombre, que estará equilibrada por el raciocinio, el intelecto. Sigamos los dictados de nuestro corazón, aprendamos a sentir nuestras emociones.

Plumbum no huele nada. Todo se hace pesado, grave, constreñido como una plancha de plomo.

Colchicum tiene un olfato sumamente desarrollado y vomita por los olores de la cocina. Son personas que buscan las buenas maneras, la vida aristocrática, y no soportan descender a lugares donde se realizan trabajos de "intendencia".

Los senos

Están en una estrecha relación con las cavidades nasales. Los senos maxilares sirven para situarnos en el espacio, los senos frontales para situarnos en el tiempo.

Mezereum está desorientado, ha perdido la orientación desde que ha cambiado su lugar de residencia. Sufre sinusitis maxilares bilaterales de forma crónica.

Thuya padece de los senos frontales; le gustaría poderlo controlar todo, pero no puede controlar el paso del tiempo y tiene vértigo ante el infinito. Se lanza a aventuras espirituales apasionadas para intentar volver a centrarse.

Los oídos

Son el lugar de la escucha exterior. Así pues, son esenciales en nuestra relación con los otros y, junto al oído interno y su laberinto, nos ayudan a situarnos en el espacio, es decir nos aportan equilibrio. Encontramos también en él la búsqueda laberíntica del yo. Al igual que el pie en la parte inferior del cuerpo y los riñones en el abdomen, el oído simboliza en la cabeza el germen. Los acupuntores describen en el oído externo la proyección de todo el organismo, lo que se utiliza en la auriculoterapia.

Hay que señalar que la audición también se denomina oído (*ouïe* en francés, vocablo parecido al *oui*, el "sí" francés), tratando de hacer entender que el "oído" –nuestra puerta al mundo exterior– significa la aceptación del otro, el "sí" del acuerdo.

Tellurium tiene eccemas en el pabellón auricular causados por una descarga producida a su vez por una otitis crónica. Hipersensible, ha sido sacudido por alguna palabra desgraciada que le ha conmovido todo el cuerpo como una sacudida telúrica.

Conium maculatum mejora su audición cuando se le saca un tapón de cerumen. En efecto, quiere el conocimiento y hace todo lo posible para ello, pero olvida lo esencial: ¡escuchar al otro! Tiene vértigo cuando mira de lado. Larga es la ruta del conocimiento y hay muchas trampas en el camino. Se sube con dificultad, pero se cae fácilmente.

Los ojos

Son la expresión de la mirada, reflejo del alma. Recientemente, una de mis pacientes, que pertenece a una familia judía atea, después de volver de los campos de la muerte, me dijo: «Tenemos problemas oculares en la familia». Cuando le pregunte si era religiosa, me contestó:«No, en casa somos ateos desde la última guerra».[29] En pleno *impasse* en el camino hacia la tercera dimensión que rechazaban, somatizaban su malestar con afecciones oculares recidivantes que se solucionaron con algunas dosis homeopáticas de Opium.

Opium duda de la realidad del paraíso; es la víctima de todos los miedos, de todas las culpas.

Los cabellos

Representan la fuerza, el vigor y la belleza. Sansón perdió su fuerza cuando le cortaron el pelo. Se trata principalmente de fuerza sexual.

Phosphoricum acidum, después de una pena, se siente vacío y pierde sus cabellos en gran cantidad.

Chelidonium, debido a sus dudas religiosas, pierde sus cabellos en la coronilla, donde los religiosos hacen la tonsura, ya que es en esa zona de la cabeza donde se realizan los intercambios energéticos con los mundos superiores en el mundo espiritual.

Hay personas a las que se les encanece el pelo de forma prematura, lo que puede ser un buen síntoma para el homeópata (es el caso, por ejemplo, de **Lycopodium**, al que le gusta tener los cabellos blancos, como signo de la sabiduría de los ancianos, de los mayores).

El cerebro

Sede de la inteligencia, es una ayuda y en ocasiones un obstáculo. «Bienaventurados los pobres de espíritu», dijo Jesucristo. En ocasiones, nuestro cerebro nos lo complica todo. Hay dos hemisferios cerebrales que son el origen de la dualidad. El hemisferio izquierdo, que actúa sobre el lado derecho de nuestro cuerpo, es la sede de la razón, nuestra parte masculina. El hemisferio derecho, que actúa sobre el lado izquierdo de nuestro cuerpo, es el responsable del mundo de las asociaciones, de los sentimientos, del mundo femenino. Los dos hemisferios se reúnen en el cuerpo calloso y se separan por la denominada hoz del cerebro. Lo que es falso separa.[30]

Naja es un remedio homeopático para aquellos que no tienen una buena comunicación entre los dos hemisferios cerebrales (pueden llegar a suicidarse partiéndose la cabeza en dos con un hacha).

Las meninges

Rodean el cerebro y son tres, con un nombre evocador: la piamadre, la aracnoides y la duramadre. Como veremos más adelante, la piamadre es la madre piadosa que ha rezado por nosotros y ha sabido darnos autonomía, la aracnoides nos ha encerrado en la telaraña de un amor fusional del que no podemos escapar y la duramadre no nos ha amado lo suficiente.

Para acabar el capítulo, hemos visto que el valor simbólico de los órganos afectados por la enfermedad puede ser un medio para comprender qué fuerzas inconscientes están actuando. Otro medio para entender al hombre enfermo es evidentemente el psicoanálisis, en especial mediante el estudio de los sueños, que es donde el inconsciente se expresa con palabras encubiertas.

En la época de mis estudios en medicina uno de mis amigos me dijo que estaba siguiendo un psicoanálisis para intentar entender unos problemas que no lograba comprender. En aquella época, estudiábamos la anatomía de la ingle, y el profesor, un cirujano, nos habló del peligro de una herida en la arteria femoral por un cuchillazo, común en los carniceros. Es por eso que se protegen con varios delantales. Aquella noche, mi amigo soñó que era carnicero y que se hería la arteria femoral. Se lo contó al psicoanalista, el cual, después de no haber abierto la boca en las últimas sesiones, salió de su mutismo y dijo: «*Fait moral*».[31] Fue el detonante. Mi amigo se acordó de un "hecho moral" que había acontecido en su infancia, que nunca pudo "digerir", y que era como un agujero en su barril de las Danaidas.

La fuerza del psicoanálisis reside en su relación directa con el verbo, del que hace un camino real para la curación. «Decid una sola palabra y él será curado», le pide el centurión a Jesucristo. El verbo bien elegido es como una espada que penetra hasta el corazón del ser humano.

En la práctica, el psicoanálisis tiene sus límites, ya que el médico no examina el cuerpo humano y se deja de lado una parte de los signos que quizás le permitirían avanzar más rápido en su análisis.

LA HOMEOPATÍA AL ASALTO DEL INCONSCIENTE

La homeopatía puede ofrecer en sí misma un medio de acceso al inconsciente y convertirse en una de las llaves del lenguaje del cuerpo.

El método homeopático utiliza las patogenesias (de *pathos*, que significa "sufrimiento" o "enfermedad", y *genesis*, que quiere decir "nacimiento"). Personas sanas tomarán cotidianamente durante varios días sustancias medicamentosas diluidas y dinamizadas hasta que aparezcan síntomas. Estos síntomas patogenésicos se anotan de forma rigurosa en los mismos términos empleados por el experimentador. Su número y cualidad dependen de la sustancia estudiada y de la receptividad del sujeto. Todos los síntomas son posteriormente inscritos y clasificados en las materias médicas puras. Ciertos síntomas observados reflejan la acción primaria de la sustancia, otros son testimonios de la acción secundaria del organismo.

Los síntomas patogenésicos pueden ser físicos o mentales como los sueños, que se consideran síntomas primarios y particularmente específicos.

De esta forma, Hahnemann experimentó un día con sus camaradas **Muriaticum acidum**, el ácido clorhídrico a dosis infinitesimales. Fueron anotados cerca de seiscientos síntomas. Entre ellos, anotó: «Sueño difícil, agitado; el cuarto día sueña que muere su madre».

Dos siglos más tarde, una madre desesperada lleva a su hijo de siete años a mi consulta: «Mi hijo está continuamente enfermo, hace una bronquitis detrás de otra». Observando el carnet de salud, vi que había tenido hemorroides en dos ocasiones, lo que es muy raro en un niño. Un vistazo al Repertorio de la *Materia médica* de Kent me indica un único remedio: **Muriaticum acidum**. La madre, una mujer todavía joven, tenía una gran ansiedad, estaba cansada, con arrugas prematuras. Le pregunté: «¿Cómo va todo?». Y me explica que duerme mal desde hace años, ya que tiene una pesadilla que la despierta cada noche y no la deja volverse a dormir.

–¿De qué sueño se trata?

–¡Sueño que mi madre se muere!

En la *Materia médica pura* de Hahnemann, traducida en 1820 por Jourdan, descubro que se trata de un sueño que tiene la patogenesia de Muriaticum acidum. Sentí escalofrío.

–Y, ¿cómo está su madre? –le pregunté.

–Mi madre murió de tuberculosis cuando yo tenía siete años. Vivíamos en Marruecos. Después vinimos a Francia.

Una generación más tarde, su hijo, con sus bronquitis y con una tos infernal, vivía de hecho la muerte de su propia madre. Les prescribí Muriaticum acidum en dilución homeopática. Las bronquitis desaparecieron y el descanso de la madre se restableció.

Entonces pensé que el remedio **Muriaticum acidum** estaba relacionado con la angustia por la pérdida de la madre.

En nuestro cerebro, la neurotransmisión implicada en estas angustias debe utilizar sin duda el ácido clorhídrico.

Al poco tiempo, un hombre me pidió algo para unas hemorroides dolorosas y rebeldes a cualquier tratamiento que padecía desde hacía tres semanas. Observé su rostro angustiado. "¿Cómo está su madre?". El hombre palideció.

–Hace tres semanas que me dijeron que mi madre tiene un cáncer muy extendido y está condenada a morir.

Aquel hombre no podía decirme: «Mi madre se muere», pero podía decirme: «Tengo hemorroides», y el tratamiento homeopático le permitió superar los trastornos físicos y también lo que no había podido ser expresado.

Una mujer estaba desesperada porque su hijo de veinticinco años era alcohólico. Por descontado, la familia había intentado durante años varios sistemas para solucionar aquella situación que los desestabilizaba a todos y arruinaba el porvenir de aquel joven. Le pregunté a la madre cómo se había desarrollado el embarazo.

–Mi embarazo fue delicado ya que mi madre murió en aquella época.

Aconsejé a la madre que le diera al hijo una dosis de Muriaticum acidum 15 CH, lo que permitió al joven salir de aquella situación. Uno se ahoga en el alcohol como puede ocurrir con la madre. Aquel niño no podía dejar a su madre para ser adulto, ya que en su vientre había percibido la angustia del duelo de esta última.

Como ya indiqué en *L'esprit du remède homéopathique*,[32] hemos estudiado de esta forma cientos de remedios homeopáticos y este trabajo hace posible en la actualidad poder relacionar los trastornos físicos con lo no dicho. Podemos entonces comprender la palabra bíblica que empieza diciendo: «Al principio era el Verbo y el Verbo se hizo carne». Al principio están las palabras y las palabras se transforman en males físicos. Efectivamente, al no poder ser pronunciadas algunas palabras, todo pasa al inconsciente y pasamos a ser "maldit(ch)os" durante varias generaciones, ya que una vez reprimidas, estas angustias se transmiten "en cascada" de padres a hijos.

Los actuales estudios en neurofisiología permiten comprender fácilmente cómo se produce esta encarnación del verbo. Cuando la palabra impresiona nuestro oído, las corrientes nerviosas se transmiten al cerebro. La corriente eléctrica recorre los nervios, pero las transmisiones entre las distintas células son químicas. Es el sistema neurotransmisor. Las sustancias utilizadas son muy parecidas a las que hay en el mundo que nos rodea, y esto es lo que la homeopatía utiliza. El remedio más parecido, el *similimum*, constituye la primera transmisión después de la palabra. Posteriormente se ponen en marcha hasta la periferia del organismo numerosas transmisiones en cascada. El sistema endocrino –las hormonas– representa uno de estos niveles.

El psicoanálisis actúa a nivel del verbo, la homeopatía unicista intenta encontrar el primer neurotransmisor implicado que se corresponde con el *similimum*. Los homeópatas pluralistas o complejistas intervienen en las múltiples transmisiones en cascada que se producen en la periferia del organismo. La alopatía corrige los efectos orgánicos periféricos.

La encarnación del verbo

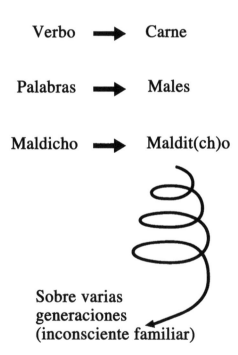

Verbo ➡ Carne

Palabras ➡ Males

Maldicho ➡ Maldit(ch)o

**Sobre varias
generaciones
(inconsciente familiar)**

LOS TRES MIASMAS DE HAHNEMANN

En su época, Hahnemann distinguió tres miasmas fundamentales responsables de las enfermedades crónicas. Estos tres miasmas, analizados dos siglos más tarde, se corresponden estrechamente con las tres dimensiones del amor y con las tres etapas descritas por Freud en la evolución psicológica de los niños.

El primer miasma, la *psora*, que atribuyó a la sarna, representa la carencia, la miseria, el frío, el hambre, el sufrimiento del "yo", la etapa oral.

El segundo miasma, la *sycosis*, que atribuyó a la gonorrea, representa el exceso, la ausencia de control, el poder, el "nosotros", la etapa anal de Freud.

El tercer miasma, la *luesis* o syphilis, que atribuyó a la sífilis, representa la destrucción, los celos, el asesinato, el complejo de Edipo para Freud. En definitiva el acceso a "ellos",[33] a la tercera dimensión del amor.

Vamos a ver cómo evolucionan estas fuerzas a lo largo de la psicogénesis del individuo, desde la concepción y la fusión de los gametos de los padres hasta la muerte al fin de la vida.

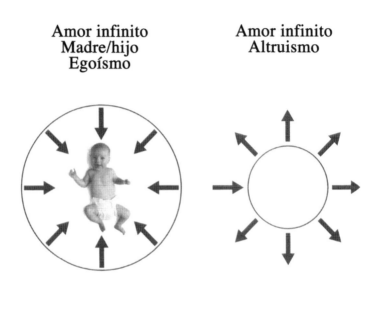

Amor infinito
Madre/hijo
Egoísmo

Amor infinito
Altruismo

Etapa oral ➡ Etapa anal ➡ Edipo

Psora ➡ Sycosis ➡ Luesis

Yo ➡ Nosotros ➡ Ellos

CONCEBIR UN NIÑO

Para la mayor parte de la gente, la concepción de un niño no representa ningún problema. Por ello se van acumulando miles de niños no deseados en los barrios de las grandes metrópolis del Tercer Mundo. El problema reside en la contracepción.

Para algunas parejas, no obstante, ese hecho natural se transforma en un problema insuperable que las técnicas médicas modernas se esfuerzan en solucionar. Pero en estos casos, ¿se quiere realmente un niño?

Sepia no llega a superar el hecho de la maternidad, ella prefiere no tener hijos, ser una niña, con un hombre que simbólicamente sustituya al padre inaccesible.

Lycopodium rechaza a los niños porque le pueden limitar su libertad o devorar energéticamente como si fueran unos cachorros enganchados a la falda. Hay otras cosas –su carrera, por ejemplo– que son más importantes.

Martine no podía tener hijos. Bajo el efecto de una dosis de Lycopodium 15 CH, se quedó embarazada. Sin embargo, al quinto mes de embarazo aparecieron contracciones anormales. La volví a ver y, para confirmar si debía seguir tomando Lycopodium, le pregunté si le gustaban las ostras. Ella me respondió: «¡No!, ¡Me horroriza pensar que puedo tener alguna cosa viva en el vientre!». Lycopodium 30 CH, permitió vivir de forma serena el final de su embarazo.

Platina no podría tolerar la deformación de su cuerpo que le produciría un embarazo y la nueva mirada de los demás.

Ferrum metallicum, pálida y anémica no tiene la fuerza suficiente para hacer[34] un bebé.

La reunión de los gametos

En el momento del acto de amor físico, dos gametos, uno masculino y otro femenino, se unen. De uno a tres óvulos reciben miles de espermatozoides que se enfrentan con una severa barrera. Hay que penetrar dentro del óvulo. Se ha demostrado recientemente que el óvulo deja pasar más fácilmente al espermatozoide que tiene el código genético más desemejante, sabiduría infinitesimal que garantiza al niño un patrimonio genético óptimo. Hemos de señalar que en la mitología griega Metis era una diosa conocida por su sabiduría, y de su nombre deriva el término mestizaje, importante para los amantes de las razas puras. En efecto, hay que evitar el ensamblaje de genes demasiado vecinos para prever el riesgo de taras hereditarias, y para ello es bueno que los opuestos se atraigan. Es ciertamente el origen del tabú del incesto a nivel biológico.

El niño que se ha concebido en esos instantes generalmente llenos de placer recíproco no es, desgraciadamente, perfecto. Hereda algunos dones, predisposiciones positivas, pero también defectos hereditarios que tendrá que aprender a manejar.

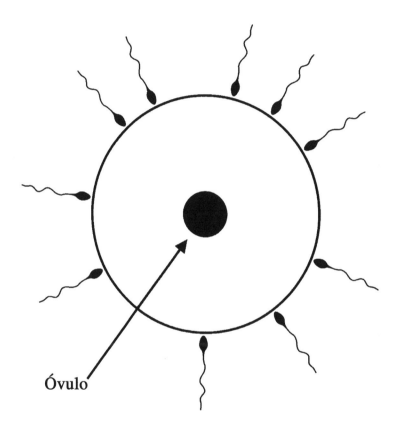

Óvulo

**El óvulo deja pasar al espermatozoide
que tiene el código genético más desemejante**

NUESTRA HERENCIA

Los cromosomas transmiten la herencia física, lo que a veces puede ser muy duro, como ocurre en los casos de mucoviscidosis, en algunas miopatías, la hemofilia o el síndrome de Down. Pero desde hace algunos años se sabe, gracias a investigadores como Serge Tisseron y Anne Ancelin Schüzenberger, que existe también una herencia psicológica con verdaderas historias familiares que se transmiten durante varias generaciones.

En algunas familias, por ejemplo, todos tienen un día u otro un accidente grave más o menos a la misma edad, debido a circunstancias exteriores que parecen debidas al puro azar. En hebreo la palabra "azar" quiere decir "ayuda".

Es el caso de **Sulphuricum acidum**, que tiene este tema del accidente y que, por comportamientos inconscientes precipitados, puede tener una falta de atención y repetir el esquema del accidente de generación en generación.

En ocasiones, una generación ha sido fuertemente marcada por un acontecimiento grave y su recuerdo angustiado va a transmitirse a las generaciones siguientes. Pero al final la gente no sabe la causa de sus sufrimientos, ya que todo ha quedado sumergido en el inconsciente.

Ese sufrimiento va a poder ser el motor de una creación remarcable, como lo muestra, por ejemplo, la historia de Hergé. Éste realizó todos los cómics de Tintín para poder descubrir el secreto de su familia, identificándose con el capitán Haddock que busca el secreto del unicornio, como lo muestra claramente Serge Tisseron en su obra *Tintín y los secretos de familia*.

En la historia familiar de Hergé hubo al principio un noble, el señor de un castillo, que sedujo a escondidas a la cocinera. La mujer quedó embarazada de gemelos y se casó rápidamente con Rémi, el jardinero. Los dos gemelos fueron tratados de forma muy especial, pero las ropas de seda que su padre les ofrecía les hacía parecer ridículos en el mundo de los criados (los Dupont, vestidos de marinero o con el traje típico de Grecia, no pasan inadvertidos).[35] Hergé (anagrama de H.R. o Rémi George) era hijo de uno de los gemelos, es decir el nieto secreto del noble. El capitán Haddock, con el que Hergé se identifica, va a descubrir su pasado noble (el caballero Hadoque), su castillo (Moulinsard), las joyas de la familia (el tesoro de Rackham el Rojo), pero jura, dejando el Templo del Sol, no revelar nunca el secreto.

Los secretos más horribles están frecuentemente relacionados con duelos. Un día, me trajeron a un niño cuyo padre había muerto de repente tras sufrir una crisis cardíaca. La abuela fue a buscar al niño para llevárselo a su casa, sin atreverse a decirle que su padre había muerto. Al día siguiente, el niño se llenó de urticaria y la abuela, mujer del campo, le hizo una sopa de ortigas, que lo curó rápidamente.

Al oír la historia, comprendí que la ortiga, **Urtica urens**, tendría que ser el remedio de la muerte del padre. La planta pica, como el padre que abraza al bebé por la noche en su cama. Urtica urens se conoce en homeopatía como un remedio capaz de aumentar la leche de las lactantes, como remedio de urticaria, de terreno gotoso, para las alergias al marisco, pero ningún síntoma mental había aparecido en las patogenesias.

Un día me llamaron de la maternidad para que viera a un recién nacido. La madre me pidió que le diera alguna cosa que le hiciera bajar la leche, ya que su producción había disminuido. Le aconsejé Urtica urens 7 CH, que tuvo buen resultado. Al verla unos días más tarde, le pregunté qué le había pasado el día que disminuyó la producción de leche. «Tuve un susto muy fuerte –me contestó–, por la

mañana el niño se puso amarillo» (se trataba de una ictericia banal del recién nacido). Pedí que me hablase de su padre. «Mi padre murió hace años de un cáncer hepático. Un día se puso todo amarillo y tres semanas más tarde murió.» Inconscientemente, ver a su hijo con ictericia le hizo recordar la muerte de su padre, y la producción de leche empezó a disminuir. En otra ocasión visité a un niño con otitis serosa. El padre era asmático. Se trataba del primer hijo que, frecuentemente, asume la herencia paterna, mientras que el segundo suele ser más parecido a la madre (¡a partir del tercero pueden haber muchas sorpresas!).
–¿Desde cuándo tiene asma? –le pregunté.
–De bebé tuve un eccema que fue tratado con pomadas de cortisona. El eccema empezó cuando mi madre me destetó de golpe. Dejo de tener leche al producirse súbitamente la muerte de su padre.

En este caso podemos ver cómo el drama de la enfermedad se organiza alrededor de este tema en tres generaciones. Observamos que al lado del inconsciente personal, del "yo" propio, hay un inconsciente familiar con toda clase de secretos, de historias de familia transmitiéndose horizontalmente entre numerosas personas y verticalmente a través de varias generaciones. Lo que explica que varias personas de generaciones diferentes puedan beneficiarse del mismo remedio correspondiente a la dimensión del "nosotros".

Igualmente, existe un inconsciente colectivo más grande, descrito por Jung, que afecta a sociedades enteras con historias específicas. Éste puede aparecer en epidemias en las que numerosas personas pueden beneficiarse del mismo remedio –como pasa con la gripe–; es el inconsciente de la tercera dimensión.

Cuando han habido duelos por la muerte de niños en la familia, el sufrimiento es terrible y, en ocasiones, oculto. El remedio correspondiente es entonces **Hura brasiliensis**, un látex brasileño. Los síntomas físicos del sufrimiento se expresan en las extremidades, como ocurre en la artritis reumatoide, en la que la sangre de los enfermos tiene la propiedad de coagular el látex. Las personas que necesitan Hura brasiliensis quieren con un amor elástico que aleja y acerca a la persona amada. Si la goma se rompe, aparece el drama. La muerte de un niño es vivida entonces como una ruptura del amor fusional, y el sufrimiento se traduce a nivel de todas las fibras elásticas del cuerpo, como pueden ser las articulaciones. Este remedio también es conocido por ser útil para curar la lepra, una enfermedad que separa a los afectados del grupo y constituye una escapatoria para las personas que están aprisionadas en un amor fusional indestructible. Una vez excluidos de la comunidad por su enfermedad, los enfermos se escapan de los padres y pueden hacer su vida. El vitíligo es a menudo un estigma benigno de las situaciones familiares en las que, después de un duelo por la muerte de un niño, una persona une a los supervivientes en un amor fusional; en estos casos también podemos pensar en Hura brasiliensis.

Sin aceptar un duelo, algunos padres dan al nuevo niño el nombre del difunto y, de golpe, éste se apodera de toda la carga emocional existente.

«Le he puesto el nombre de Gérard a mi hijo, porque mi abuelo se llamaba Gérard. Él me educó cuando era pequeña, ya que mis padres eran comerciantes y siempre estaban trabajando. Murió de repente y nunca he podido superar su pérdida.»

En este caso el remedio homeopático es **Calcarea silicata**. Estas personas tienen la particularidad de conservar el contacto con los muertos e incluso llegan a hablar de forma cotidiana con ellos, confiándoles sus pequeñas dificultades y sus secretos. Son frecuentemente vegetarianos, buscan la supervivencia en la agricultura biológica y rechazan las vacunas.

Una madre me trajo a su hija de diez años, porque ésta todavía dormía con ella. Desde su nacimiento no se ha separado ni una noche. Habían probado distintos tratamientos médicos y psicoterapéuticos, pero ninguno había tenido éxito.

«¿Ha habido un duelo que la haya marcado en su familia?» Le hice esta pregunta ya que el sueño es considerado por el psicoanálisis una "pequeña muerte" y los trastornos del sueño expresan a menudo un duelo no superado.

–A los quince años perdí a mi padre en un accidente.
–Y ahora, ¿dónde está?
–¿Mi padre? Está aquí –me dijo la paciente señalando un espacio vacío a su derecha–. ¡No me deja nunca!
Un niño de cinco años no podía dormir por la noche. «Hay un señor que viene a la habitación y me da miedo.» La madre me dijo: «Mi padre murió cuando estaba embarazada de seis meses». Después de una dosis de Calcarea silicata 30 CH para la madre y otra para el hijo, todo se solucionó. «La noche que tomamos el remedio –me dijo la paciente– mi padre nos dejó. ¿Usted también pensaba que era él verdad?»

Los miasmas de Hahnemann

Las grandes tendencias miasmáticas –es así como denominó Hahnemann a las enfermedades crónicas– se transmiten de forma hereditaria, por lo que se investigan con la anamnesis y la historia familiar.

La noción de enfermedad alérgica, los eccemas o problemas con la nutrición nos hacen pensar en la *psora* y en Psorinum y su angustia de abandono; también en **Tuberculinum** y su voluntad de desencarnar para poder escapar de un mundo cruel.

La *sycosis* representa la herencia tumoral con **Carcinosinum**, que es el remedio ideal para las familias con un secreto absoluto. «Señor, hay cosas que nunca se dicen.» Para no disgustar a la gente, no expresan sus sentimientos y al final aparece un cáncer, indiferenciación celular. El sobrepeso, la hipertensión o la diabetes nos hacen pensar en **Medorrhinum** y su angustia por el futuro, en el que se proyectan constantemente con el riesgo de olvidar el presente, la única cosa que es eterna.

Por último, la *syphilis* se ve en las herencias con muchas malformaciones, afecciones vasculares angiomatosas, suicidios o alcoholismo, como **Luesinum**, que tiene la manía de lavarse constantemente las manos, como para purificarse de algún crimen pasado.

¿Podemos querer a nuestros antepasados con todas estas taras y miasmas que nos transmiten? ¡Por supuesto! Ya que, «quien a los suyos parece, honra merece», y si nuestra alma, tan querida por Hahnemann, se encarna en esta familia, es que representa el nivel energético que le corresponde. Se enfrenta con los problemas que le falta resolver en su camino hacia el amor infinito. A pesar de que pueden parecernos crueles o injustos, estos problemas son nuestro camino. Los niños adoptados representan un caso particular, ya que "se desconoce su herencia". Estas circunstancias particulares nos hacen pensar en un remedio homeopático como **Magnesia carbonica**, que sueña "que se le fuerza a casarse en contra de su voluntad". El matrimonio es una aventura sentimental tan íntima o profunda que no se puede concebir como un arreglo artificial organizado por los allegados para unir a dos personas que no se conocen en absoluto, como se ha practicado y se viene practicando en muchos lugares en el mundo. Lo mismo ocurre cuando se produce una adopción, en la que de un día para otro el niño es confiado a unos padres que no le conocen, sin que los vínculos íntimos que se producen en la vida dentro del útero se hayan constituido.

Una historia clínica me aclaró este asunto. Como pediatra me ocupaba de niños abandonados que familias cristianas se esforzaban en dar en adopción. Un día cayó en mis manos un informe de un niño que había tenido al nacer una encefalitis herpética. Esta enfermedad deja en general graves secuelas, por lo que pensé que ello dificultaría el proceso de adopción del niño. Pero éste no era el caso y el niño se desarrollaba sin problemas. Hablé del asunto con unas personas que querían adoptar un niño desde hacía años, lo que es muy difícil cuando se intenta adoptar niños sanos, pero es más rápido, por supuesto, si se acepta adoptar algún niño con problemas. Se lo pensaron unos meses y, finalmente, cuando el niño ya tenía nueve meses, decidieron adoptarlo. Se produjo una especie de flechazo repentino entre el padre adoptivo y el pequeño. Una vez instalado, el niño recorrió toda la casa a gatas hasta entrar en la biblioteca. Entonces señaló un libro de la estantería. Una semana más tarde, por motivos profesionales, el padre tuvo que ausentarse unos días. A su vuelta, el niño le llevó nuevamente a la biblioteca y le señaló el mismo libro.

Cuando le pregunte de qué libro se trataba, el padre me explicó que era una novela de Dostoievski, el único autor ruso de su biblioteca. Al preguntarle si había rusos en su familia, el rostro del padre adoptivo se iluminó: «Mi abuelo era un cirujano ruso después de la revolución. Tuvo un niño con mi abuela, una parisina, y después desapareció abandonando a su familia».

Esta vez, ¡es posible que sea él que se deje adoptar por la misma familia después de un virus (vida-rusa)[36] herpético!

Vemos que también en las adopciones puede utilizarse el refrán «Quien a los suyos se parece honra merece».Y puede ser útil interesarse en los antecedentes familiares de los padres adoptivos para tratar a los niños adoptados.

LA VIDA INTRAUTERINA

El tiempo y el espacio

Se tiene generalmente una idea paradisíaca de esa etapa acuática en el seno materno, en la que el ser humano es calentado, alimentado y oxigenado sin tener que hacer ningún esfuerzo excepto el de crecer. El tiempo es infinito entre la etapa unicelular y el nacimiento. En realidad, en el transcurso de la vida, el tiempo no es lineal. Cuanto más envejecemos, más se acelera, como todos hemos comprobado. Dentro del útero materno, pasa lo contrario; el tiempo se dilata y se estira hasta el infinito cuando el embrión tiene solamente algunas células. El espacio también cambia, pasando del infinito o casi el infinito a un perímetro limitado al final, lo que nos hace pensar un día que hay que "desalojar".

Los acontecimientos vividos durante el embarazo

De todas formas, no todo es de color de rosa en este pequeño paraíso, ya que los acontecimientos que suceden durante el embarazo pueden ser como latigazos para el feto. Las experiencias vividas por la madre son percibidas por el niño gracias a las relaciones humorales transplacentarias y a otros vínculos más "magnéticos".

Transfusiones positivas

Bañado por una dulce luz roja y acompañado por el tambor sordo y regular de los latidos del corazón, nuestro bebé recibe las buenas sensaciones que tiene su madre delante de un bello paisaje, la belleza de una flor o incluso escuchando música de Mozart. Los griegos pensaron, en su época, colocar a las mujeres embarazadas, durante la gestación, en lugares magníficos y tranquilos en los que todo fuese armonía y felicidad para poder obtener niños relajados, inteligentes y equilibrados. Los cíngaros tocan el violín delante del vientre redondeado de la madre para que el bebé sea músico.

Transfusiones negativas

En el mundo actual, pueden aparecer muchas impresiones negativas en la vida cotidiana de una mujer embarazada. Un día, trajeron a mi consulta a un niño de seis años que se despertaba cada noche a las tres de la madrugada y tenía diarreas importantes muy a menudo. En mi despacho, su agitación me llamó la atención. «¡Que vitalidad tiene este niño!», pensé. Con ella expresaba una angustia a la muerte cuyo remedio homeopático es **Arsenicum album**. También aconsejé a la madre que tomara el mismo remedio. Era una mujer que vestía de negro, tenía un carácter inquieto, era meticulosa y padecía sinusitis frontales frecuentes.

Los senos frontales, situados en el lugar donde los hindúes localizan el tercer ojo, se relacionan con la entrada a la tercera dimensión, la de la espiritualidad. Como veremos más adelante, las sinusitis traducen un conflicto que puede nacer a este nivel de la evolución del ser, en el que el materialismo se opone a la espiritualidad.

En la primera visita, la madre me dijo que su embarazo había transcurrido sin ningún problema. Algunos meses más tarde, volví a ver a aquella mujer y a su hijo, que se había calmado mucho. «Después de la primera visita, doctor, me acordé que cuando estaba embarazada de seis meses, una noche, vi por la televisión el asesinato del presidente Sadat. Me produjo una impresión muy fuerte y aquel mismo día mi hijo se movió en el vientre hasta el punto de que en su nacimiento presentó varias vueltas de cordón alrededor de su cuello».

Cuando la mujer embarazada sufre un susto, puede aparecer, en los casos más graves, una amenaza de aborto. La paciente puede presentarse en el hospital al sexto mes de embarazo con el cuello uterino dilatado lo que puede suponer un grave riesgo para la vida de su bebé. Como dice Shakespeare, «ser o no ser». El remedio homeopático a escoger es en este caso **Opium** ya que las endorfinas –una morfina que segrega nuestro cerebro– controlan el miedo, el dolor, la respiración y otras funciones vitales como la digestión. La madre puede tener un bebé demasiado pequeño, somnoliento, estreñido o que mama mal. En el peor de los casos, puede pararse su respiración durante el sueño y aparecer una muerte súbita.

Con Opium 15 CH se puede controlar este proceso. En una ocasión visité a una mujer embarazada de seis meses que estaba hospitalizada por presentar una amenaza de aborto. Estando en la montaña, vió cómo un alud había estado a punto de enterrar a un grupo de esquiadores. Más tarde su hijo tenía una ansiedad profunda que cedió después de varias dosis de Opium en dilución homeopática.

Staphysagria es el remedio de las frustraciones y de las tendencias sadomasoquistas que pueden experimentar algunas mujeres embarazadas cuando el jefe, por ejemplo, no acepta que estén en estado y, para castigarlas, les da las tareas más agotadoras. Hipersensibles, las mujeres que necesitan este remedio viven mal su embarazo, en especial las exploraciones en las que tienen que desnudarse y abrirse de piernas delante de profesionales que no tienen siempre el "tacto" adecuado. Los tactos vaginales pueden ser vividos por estas mujeres como violaciones y les pueden recordarles la primera penetración dolorosa, a la que generalmente sigue una cistitis típica de la "recién casada".

Después de encajar todos estos enfados e indignaciones, el bebé puede tener cólicos en los tres primeros meses. El niño duerme de día y se pasa las noches llorando. Se diría que toma el día por la noche. Más tarde el niño "busca la bofetada" en un ambiente sado-masoquista hasta que se le da **Staphysagria**. La madre puede llegar a la consulta diciendo: «Deme algo, doctor, este niño me pone tan nerviosa que tengo miedo de hacerle daño algún día». El miedo al parto puede ser un motivo de desequilibrio. «¿Moriré en el parto?», «¿Será normal el bebé?». Todas estas preguntas hacen que la madre pueda sufrir insomnio y el bebé, en el útero, se pone nervioso hasta que se da a la madre **Actea racemosa 15 CH**, que va a restablecer el equilibrio, dar confianza y permitir a esa mujer poder escapar de la maldición bíblica que dice: «Parirás con dolor».

Pulsatilla representa el remedio al miedo a la separación. La madre y su hijo se encuentran tan bien juntos en ese amor fusional que intentan hacer cualquier cosa para mantenerse en ese estado y retrasar el momento inevitable de la separación. El bebé se presenta mal y la madre puede detener el parto. En la India los médicos homeópatas dan sistemáticamente una dosis de **Pulsatilla** 15 CH al final del embarazo para favorecer un buen parto.

Sepia es el remedio de las mujeres que viven un conflicto de dualidad: ser madre o ser mujer. El embarazo es vivido como una pérdida de feminidad y sienten un rechazo inconsciente del niño. Náuseas y vómitos profusos marcan los tres primeros meses del embarazo. Después la mamá Sepia presenta un cloasma gravídico importante, estreñimiento y lumbalgias que provocan importantes molestias en los últimos meses.

Symphoricarpus racemosa es el remedio de los vómitos gravídicos que son tan graves que pueden amenazar la vida de la madre y del bebé. Se trata de una verdadera tentativa de aborto oral.

Apis es otro remedio contra la amenaza de aborto en el tercer mes, etapa en la que el embrión se transforma en feto y todos los órganos esenciales están en su sitio. Apis, el veneno de la abeja, es también un gran remedio de alergias. El bebé en el útero puede ser vivido como un alérgeno que el cuerpo de la madre intenta eliminar. Apis rechaza al otro, la vida en comunidad como la de la abeja en la colmena.

No hay que despreciar el estrés debido a las modernas técnicas de diagnóstico, como las ecografías, que son, de todas maneras, irreemplazables ya que permiten detectar embarazos y partos de riesgo o malformaciones fetales. Pero cuando, por ejemplo, el ginecólogo anuncia un embarazo gemelar, la madre puede caer en una situación de dualidad: «Dos bebés, ¿a cuál querré?». La relación fusional se estremece. Y aunque en el siguiente examen, el médico solamente encuentre un bebé, el susto queda y es necesario un remedio como **Anacardium orientalis** para los problemas de elección.

Sin la ayuda de este remedio, nacerán niños que tendrán dificultades para hacer elecciones: hacerse mayor o ser un bebé; ser bueno o malo; unas veces dulce y zalamero y otras horriblemente grosero. Como el perro Milou, el niño se pasea con un ángel en un hombro y un diablo en el otro. En la adolescencia la orientación escolar le causará terribles dudas.

Una de las técnicas diagnósticas que pueden producir más estrés es la amniocentesis. Cuando el médico se presenta con una gran aguja para "atravesar el huevo" y sacar un poco de líquido amniótico, el bebé se encoge en un rincón del útero y la madre se crispa. Resurgen miedos ancestrales relacionados con las agujas de las técnicas abortivas de antaño.

Un día una madre me telefoneó espantada desde el hospital. Había tenido problemas con la amniocentesis, había una pérdida en la bolsa de aguas y le habían dicho que perdería a su bebé. El remedio prescrito en primer lugar fue **Opium 15 CH** para eliminar el miedo que bloquea el estado energético, después de algunas horas prescribí **Silicea 15 CH**, que permitió seguir el embarazo sin problemas.

Silicea es también el remedio de las muelas del juicio que no salen, como la persona que se cierra en sí misma o la que teme hablar en público. Hipersensible, brillante siempre contraída, si se libera de su angustia puede brillar. Le dan terror los objetos punzantes y teme las inyecciones, lo que puede verse, en especial, el día que le vacunan. Bajo el efecto del estrés, son personas que transpiran abundantemente, en especial las manos y los pies, estos últimos con un olor nauseabundo. Silicea tiene la ilusión de haber perdido su lado izquierdo: el lado izquierdo representa, como ya hemos visto, el mundo de los sentimientos. Silicea los rechaza por temor a exponerse delante del otro.

Ignatia es el remedio de los niños privados del amor de la madre que, durante muchos días –que le parecen siglos al feto–, espera el resultado de la amniocentesis desenganchándose afectivamente de su bebé, ya que tendrá posiblemente que abortar si el resultado no es bueno. Después, estos niños serán muy sensibles a cualquier ruptura afectiva, replegándose en ellos mismos con llantos, suspiros y somatizaciones diversas como la sensación de "pelota en el cuello", tos o anginas.

Aurum metallicum es el remedio de las mujeres que hacen interrupciones voluntarias del embarazo como dice Kent en su *Materia médica homeopática*. Temerarias, quieren desafiar las leyes de la vida hasta el día en que la culpa les lleva a un desespero suicida. Aurum cree que es el Sol, que es Dios, y quiere ser el amo de la vida y de la muerte y decidir según su criterio.

«Primum non nocere»

Hipócrates decía a sus discípulos: «Ante todo no perjudicar». Lo mejor puede ser el enemigo de lo bueno, los médicos deben luchar contra la tentación de hacer demasiadas prescripciones durante el embarazo. La mayor parte de los medicamentos alopáticos están desaconsejados durante el embarazo. Algunos antibióticos pueden afectar la audición del bebé y otros les pueden manchar los dientes. Hay que vigilar y no dar flúor de forma intempestiva "para que los dientes sean más sólidos". Se dice "un bebé, un diente", y es natural que las mujeres jóvenes intenten proteger su esmalte dental con una higiene rigurosa, pero ello no quiere decir que se abuse de las sales de flúor, ya que entonces podría crearse un terreno "fluórico" conocido por los homeópatas por sus anomalías morfológicas constitucionales como pueden ser los dedos palmeados, anomalías del pabellón auricular, dedos supernumerarios, duplicación ureteral y hendiduras labiales o palatinas. **Calcarea fluorica** a dosis homeopáticas se utiliza para prevenir las hendiduras labiales y palatinas (se recominda una dosis de la 15 CH al inicio del embarazo). Ocurre lo mismo con otros tóxicos que la mujer embarazada tiene que evitar.

En primer lugar, el tabaco, que produce niños pequeños, mala oxigenación y atrofia placentaria, por eso hemos de pensar en **Tabacum** como remedio para algunos niños pequeños y endebles hijos de padres fumadores.

En segundo lugar, el alcohol, que puede dar como como resultado niños endebles y excitados, para cuyo tratamiento se recomienda **Ethylicum**. Otras drogas asociadas a los agitados tiempos que vivimos, como pueden ser el hachís, la cocaína y la heroína, pueden dificultar gravemente el desarrollo del niño. En estos caos los remedios homeopáticos son **Cannabis indica**, **Coca**, **Opium**.

EL NACIMIENTO: LA ETAPA ORAL

Es un momento muy importante en la vida; se trata de nuestra primera mudanza. Se atraviesa un túnel y se llega a un sitio con mucha luz. Una descripción parecida a la que hacen algunas personas que se han acercado al umbral de la muerte, nuestra última mudanza. No obstante, en el primer caso, no nos encontramos con el amor total, la verdad y el calor, sino con la luz artificial de una sala que suele parecer un quirófano. La madre está frecuentemente bajo los efectos de la anestesia peridural, por lo que no siente prácticamente nada y a veces se le debe ayudar con los fórceps, que pueden representar un golpe muy duro para el cráneo del bebé.

Normalmente el bebé nace de forma voluntaria. Es él el que da la señal de salida con la liberación de hormonas el día señalado. Hoy en día, por lo contrario, suele ser el ginecólogo, siguiendo otros criterios, el que desencadena el parto, colocando, por ejemplo, prostaglandinas en el cuello uterino. ¡El niño no puede nacer los días festivos como el de Navidad o el uno de enero! Y el bebé manifestará más tarde su desacuerdo presentando un reflujo gastroesofágico. Continúa presentando un movimiento peristáltico esofágico en el sentido estómago/boca como si regurgitase el líquido amniótico en el útero y no quisiera pasar a hacer el movimiento inverso –de la boca al estómago– para permitir la correcta absorción de los alimentos. Esto puede provocar problemas importantes, ya que los jugos gástricos, que son ácidos, pueden invadir las vías respiratorias superiores, provocando rinofaringitis, o inferiores, provocando bronquitis e incluso una muerte súbita por reflujo masivo.

Asafœtida será frecuentemente el remedio homeopático que cure el reflujo. Un pequeño síntoma clínico lo puede indicar en el nacimiento: es la presencia de una mastitis con secreción de leche (Cyclamen, Tuberculinum).

Chloé era una niña adorable de ocho años que presentaba desde los dos años crisis asmáticas violentas que necesitaban en ocasiones una hospitalización y frecuentemente medicaciones alopáticas, incluidos corticoides. Numerosos tratamientos homeopáticos se habían intentado sin éxito. Un día la vi en plena crisis y lo que me impresionó más fue el rechazo que mostraba a que la cogieran o a que la consolaran. Fue algo que me hizo pensar en **Cina**, un remedio conocido por su acción sobre los gusanos. «La desparasito de forma regular tres veces al año, doctor», me dijo la madre. Cina es también un remedio de cefaleas después de una punción lumbar. Cuando evoqué este síntoma, la madre me explicó que cuando la pincharon para ponerle la anestesia peridural se desmayó y tuvieron que sacar al bebé con fórceps de forma urgente. También me dijo que le habían hecho una punción lumbar a los siete años cuando tuvo una meningitis que fue curada en el hospital. Después de tomar **Cina** la niña no volvió a tener ninguna crisis asmática.

Aunque el parto sea natural y sin sufrimiento, el bebé tiene una angustia por abandono, ya que deja un lugar de amor, de calor, y va desnudo a uno donde puede pasar frío.

Aurélie acudió a mi consulta con sus padres por todo un pasado de bronquitis de repetición. Cuando pregunté a la madre por qué creía que estaba enferma su hija, me contestó: «Le diré una cosa que ya había comentado la primera vez que consulté a un médico, pero se burló de mí. Después del parto, la comadrona bañó a la niña, pero hacía demasiado frío y Aurélie se resfrió. Desde entonces no ha dejado de estar enferma».

Antimonium crudum es el remedio a elegir cuando hay un trastorno después de una ducha fría o un baño frío, ruptura brutal con el amor materno cálido y húmedo. En consecuencia, el niño no tolera que lo toquen –niños con muchas cosquillas en la exploración– ni que lo miren. Gracias a la mirada y al tacto la madre puede estructurar el esquema corporal de su hijo.

Respirar o morir

En los tres primeros minutos hay que respirar ya que si no lo hacemos morimos. Después de cortar el cordón umbilical, el oxígeno ya no llega. Por las combustiones internas, el dióxido de carbono se acumula y pone al organismo en peligro. Entonces es cuando centros cerebrales ponen en marcha el mecanismo de la respiración. Es el primer paso que hay que dar, la primera secuencia de la vida: dióxido de carbono-respiración-placer de estar vivo. Ésta también puede ser la secuencia del fumador que quema un cigarrillo antes de cada situación estresante, antes de cada paso a dar, ¡hasta el último cigarrillo del condenado a muerte! Las enfermedades respiratorias comienzan en ese momento. Por ejemplo, un asmático absorbe el aire pero rechaza expulsarlo y se lo queda en los pulmones, que están llenos de aire viciado. Después de la inspiración está la espiración, ya que hay que dar para poder recibir nuevamente aire fresco. El rechazo de este don es un rechazo de la vida fuera del útero, una voluntad de quedarse en el seno materno donde se está a salvo de los alérgenos, del exterior, de los demás. En el servicio de reanimación, los pacientes con una insuficiencia respiratoria aguda en ocasiones necesitan una circulación extracorpórea, ¡lo que constituye una réplica de la oxigenación de la sangre por la placenta!

Comer o morir

Seguidamente, una vez el niño domina la respiración, se presencia a las pocas horas la segunda secuencia de la vida: el hambre.

La glucosa no llega ya por el cordón umbilical, la tasa de azúcar en sangre desciende, y nuevamente aparece la angustia de la muerte y el niño grita. Por suerte su madre está allí con el calostro, primera leche azucarada y rica en anticuerpos, o con el biberón si no se produce una lactancia materna. Es la secuencia comer-placer, lo que explica que el fumador, cuando deja de fumar, se engorde, ya que pasa a la segunda secuencia.

Calentarse o morir

Finalmente, nos encontramos con el placer de ser calentados y acariciados por la madre, en él podemos encontrar el origen de las patologías de la piel, como pueden ser la psoriasis o los eccemas (ex-aima). Comprendí el significado de esta enfermedad en un congreso en el que una psicóloga repasaba la historia de familias con eccema. Sobre los árboles genealógicos que proyectaba, la palabra eccema se escribía "exaima", y su propósito era el de demostrar que frecuentemente había un antepasado que había buscado el amor fuera de la familia, creando una ruptura entre el denominado "yo-piel" familiar al relacionarse, por ejemplo, de forma oculta con alguna mujer. El eccema representa la dificultad de romper el amor fusional entre la madre y su hijo. Uno se siente "ex-amado" ya que está fuera del útero inicial.

Un día una madre me trajo a su hija, que tenía diecisiete años, porque presentaba un eccema generalizado desde los dieciocho meses. Pertenecían a una familia de médicos y habían consultado a todas las autoridades en la materia sin obtener una respuesta satisfactoria. Miré a la niña y pensé: «Es muy guapa, pero no se la puede acariciar». Cuando tenía dieciocho meses, su madre la dejó una semana para asistir con su marido a un congreso en América. Por desgracia, el día de la partida, la abuela se puso enferma y la niña tuvo que ir con una tía que no conocía. A la vuelta de los padres, la pequeña estaba cubierta de eccema. Le expliqué a la adolescente lo que había pasado y su dificultad para romper de forma brutal el contacto con su madre, pero le comenté que a los diecisiete años las caricias ya no deben ser de la madre. Tres días más tarde, ¡ya no presentaba ninguna señal del eccema!

Nacimiento con problemas

En ocasiones en el nacimiento se ha sufrido físicamente. El bebé sale del vientre de la madre con la cabeza tumefacta como un boxeador bajando del ring. Es posible que un recuerdo confuso de esta forma de salir del seno materno justifique de forma inconsciente este deporte. **Arnica** será el primer remedio para estos traumatismos del primer momento, del primer golpe. ¡Pero vale la pena! Sin él, éstas serán personas que se esforzarán sin saber ceder el testigo a los demás, y se hundirán cuando, un día, una gota haga desbordar el vaso; como el primer maratoniano que llegó a Atenas anunciando la victoria sobre los persas y que murió después de dar su mensaje con el "corazón roto".

Hypericum es el remedio para los traumatismo ocasionados por el fórceps y la tracción de la columna vertebral. Esta planta, denominada precisamente *perforata*, es el árnica de los nervios estirados, desgarrados en las manipulaciones en la zona genital. Consecuentemente pueden ser niños que sufran de eccemas en la cara, tengan asma en días de niebla o contraigan el tétanos, una terrible enfermedad en la que todo el cuerpo se contrae en dolorosos espasmos, si no se les protege vacunándolos.

Es también el remedio de la luxación del coxis que produce un dolor "sacro" en la parturienta. El sacro es el hueso sagrado, el hueso de lo sagrado en el ser humano. En efecto, en su descenso hacia la luz, el bebé es coronado por el sacro de su madre.

Aconitum será un remedio de urgencias obstétricas que pueden acabar mal: a las once de la noche, con una hemorragia de la madre producida, por ejemplo, por una placenta previa. La muerte puede ser la compañera de esta entrada en el mundo y solamente unas manos expertas pueden solucionar el problema *in extremis*. Como ocurre con la esfinge de Edipo, se hace una pregunta y hay que dar una respuesta rápida o morimos.

Más tarde, estos niños pueden presentar enfermedades siempre urgentes y amenazadoras que suelen aparecer cerca del mediodía o de la medianoche, como una laringitis estridulosa que puede hacer que el bebé se ahogue de repente, con una tos ronca.

Carbo vegetabilis, el carbón vegetal, no puede quemar si no se le da más oxígeno, es el remedio apropiado para aquellos niños que no han podido respirar rápidamente y se quedan azules. Cuando esto ocurre, es necesario desobstruir las vías respiratorias, aspirar, estimular y oxigenar. El APGAR, que indica el estado respiratorio, circulatorio y la reactividad del niño, no es bueno (cualquier nota inferior a diez en el primer minuto).

Después, estos niños tendrán dificultades en su desarrollo y pueden padecer enfermedades como la tosferina o el sarampión. Tendrán una gran necesidad de aire y buscarán que se los abanique. Se les reconoce en la exploración por el aspecto marmóreo de su piel, las venitas en sus mejillas y el acné en la espalda durante la adolescencia. Les gustará el tabaco, pero su humo, que contiene su remedio a dosis masivas, agravará su problema paulatinamente hasta llegar a una insuficiencia respiratoria.

Argentum nitricum es un remedio homeopático de gran importancia en el momento del nacimiento, ya que durante muchos años, para evitar las conjuntivitis del recién nacido, se ha utilizado como preventivo en forma de gotas de nitrato de plata. Esta mezcla de plata, que representa la materia, y de ácido nítrico, volátil como el espíritu, representa la problemática de la encarnación del espíritu en la materia, y si los ojos del bebé lloran en el momento de nacer es porque comprende que en lo sucesivo está en un mundo finito en el espacio y en el tiempo. Argentum nitricum no soporta estas limitaciones de espacio y tiempo, y sufre cuando se calcula el tiempo o cuando se encuentra en espacios cerrados. Más adelante, serán personas agitadas, que van siempre con prisas, siempre corriendo "como si su casa estuviera en llamas", ya que para ellas ¡el tiempo es dinero! o ¡el tiempo es limitado! Si dominan el vértigo, puede que les guste, por ejemplo, lanzarse al vacío practicando deportes aéreos o tirarse de forma espectacular al mar o a las piscinas, algo que les recordará la caída inicial. Su angustia reside, ciertamente, en el olvido de la pertenencia a otro mundo, en el que el tiempo y el espacio son infinitos. Suelen ser ateos.

Causticum nace en condiciones difíciles. Los hombros no pasan y se produce una fractura de la clavícula o una parálisis del plexo braquial, el sistema nervioso de los miembros superiores, Más tarde, como Damocles, se siente angustiado por la amenazante espada que puede caer sobre él en cualquier momento y romperle de nuevo la clavícula. Consciente de su debilidad existencial, manipulará el entorno –«Soy tan débil, haced esto o lo otro para ayudarme»– y se compadecerá de los pesares de los demás ya que ¡podía haberle pasado a él! Pueden sufrir convulsiones seguidas de parálisis.

Opium es el remedio para combatir una fuerte situación de estrés y superar una parada cardiorrespiratoria. Será útil en los niños somnolientos, que maman mal, están estreñidos, tienen una hernia umbilical o se hallan amenazados continuamente por la muerte súbita.

Natrum sulphuricum se ha golpeado la cabeza y el edema cerebral resultante no disminuye a pesar de un control hídrico. Hay demasiada agua, humores, en la cabeza. Y justamente es el humor el que va a degradarse. Cuando tiene hambre y tarda en comer, siente una profunda depresión. Cuando su madre le da de comer, aparece una excitación extrema. Puede caer en una psicosis maniacodepresiva y su estado de ánimo puede alternar toda la vida entre la melancolía y la hiperexcitación delirante.

Además, puede tener asma en el tiempo húmedo y verrugas que rezumen.

Finalmente, **Kalium carbonicum** no tolera la dependencia de los primeros meses. Si la comida tarda, la tasa de azúcar disminuye en la sangre y no alimenta la bomba de sodio-potasio que, en las membranas celulares, se encarga de mantener el potasio en las células y el sodio en el medio extracelular. Esta situación pone la vida del niño en peligro. El bebé llora, reclama la atención. La madre acude, lo sacia y después el niño furioso por esa dependencia, la rechaza de forma ultrajante.

Más tarde serán personas que buscarán la compañía de los demás, pero tratarán mal a los que los rodean. Les apetece el azúcar, tienen asma hacia las tres de la madrugada con un dolor agudo en el pecho. Pueden ser niños disléxicos que confunden la "m" y la "n" (el amor y el odio).[37] Después pueden caer en dependencias (como el mundo de la droga) que vivirán de forma ambivalente.

LOS TRES PRIMEROS MESES

La adaptación a la vida fuera del útero de la madre no se realiza siempre de forma fácil. Es un periodo difícil. Todo se centra en el rápido crecimiento del niño y cuyo corolario puede ser un exceso digestivo. El bebé sufre a menudo de cólicos, gases o flatulencias, aunque las leches de ayuda estén perfectamente adaptadas. Pero cuidado con los aportes excesivos de vitaminas que pueden hacer que los niños estén nerviosos y con el flúor que algunos profesionales aconsejan "para tener unos dientes sanos" y cuyo primer efecto es el de favorecer una obstrucción nasal crónica.

Esta obstrucción nasal va a agravarse con una hipertrofia de las vegetaciones y después pueden aparecer otitis de repetición que dejarán depósitos calcáreos en los tímpanos.

Calcarea fluorica a dosis homeopáticas, es en estos casos el remedio de elección, como también lo es cuando hay obstrucción del canal lagrimal (Argentum nitricum, Calcarea carbonica, Natrum muriaticum, Pulsatilla, Silicea).

Nux vomica es el mejor remedio del exceso digestivo del niño atiborrado de vitaminas y estresado por una vida demasiado agitada. También le destapará la nariz y le permitirá pasar una buena noche.

En caso de cólicos violentos, **Cuprum** está indicado cuando un ruido de tubería acompaña la digestión, y **Colocynthis** cuando el niño tiene cólicos violentos que le obligan a doblarse en dos.

Cuprum es uno de los remedios en los que tenemos que pensar

cuando aparecen convulsiones, en particular en el síndrome de West, una encefalopatía que desestructura el cerebro y en la que este remedio a menudo parece mágico (15-30 CH). La idea subyacente es la de «No estoy a la altura de la situación». Se les aporta cobre (papilla de Bordeaux) a los vegetales para protegerlos durante el crecimiento.

Cuando hay una transpiración excesiva de la cabeza, que se cubre poco a poco de costra láctea, se recomienda **Calcarea carbonica**, remedio del crecimiento ponderal rápido en un niño miedoso que intenta proteger su frágil fontanela con un casco costroso nada estético. El pequeño tiene consciencia de la debilidad existencial de su cuerpo mal protegido por los huesos y se desquita con la alimentación mamando vorazmente.

Algunos niños se niegan a comer, como **Silicea,** que rechaza incluso el seno materno: está mal fuera del útero y sólo se relaja cuando le bañan con agua caliente porque le recuerda el bienestar del seno primitivo.

A **Lycopodium** le gustaría devorar el seno materno y apropiarse de la figura de la madre para, de esta forma, tener un poder absoluto. Tiene gases, distensión abdominal y sus enfados son violentos. Lo que le delata es un depósito rojizo en la orina (ácido úrico). Más tarde puede tener tendencia a padecer gota.

Su obsesión será la de crecer, ya que ser grande equivale a tener poder. Cuando está mamando, sólo obtiene leche del pecho derecho. En estos casos hay que darle el remedio a la madre.

Lachesis se asocia Lycopodium cuando es el seno izquierdo el que sólo da leche. Es como una serpiente que ahoga y a menudo el bebé estará a punto de morir por vueltas de cordón en el parto. Físicamente, destacan venitas en las mejillas y una hernia umbilical.

Ætusa cynapium sufre una incomunicación con la madre. Cada vez que el bebé grita para expresar alguna cosa, la madre se siente perdida y, sin tener en cuenta las circunstancias, le da de comer. Atiborrado, el niño vomita y protesta dos horas más tarde. Con el tiempo puede sufrir una alergia a la leche.

Al mes, el bebé reconoce las caras y sonríe. A los tres meses, aguanta la cabeza y puede vernos aunque estemos al fondo de la habitación. Estalla a carcajadas, por ejemplo, al ver una pelota de muchos colores que le enseña su madre o que una corriente de aire puede mover. A partir de los tres meses y hasta los seis, el bebé entra en una fase de calma y reina el bienestar. Las comidas son regulares, cuatro veces al día, y el sueño es tranquilo.

Las vacunas

Hay que evitar vacunar de forma excesiva al bebé para protegerle de cualquier enfermedad existente. ¡Eso sería considerar la vida como una enfermedad mortal transmisible sexualmente! En la actualidad, se tiende a vacunar en exceso y algunos niños llegan a los cuatro meses ya con diecinueve vacunas: difteria, polio, catarro, tétanos y hemofilus (estas cinco en tres ocasiones); tres veces la vacuna contra la hepatitis B y, en Francia, una BCG (vacuna contra la tuberculosis).

Son excesos de los que volveremos a hablar más adelante, ya que ocasionan un desorden inmunitario que ha fabricado toda una generación de asmáticos. Esta enfermedad que tiene su inicio después de las primeras vacunas con lo que se ha denominado bronquiolitis del lactante: respiración difícil y obstrucción bronquial. Uno toma rápidamente el camino hacia el hospital y hay que vigilar y no considerar como causa única la polución o el tabaquismo en la familia.

Las vacunas son como un seguro contra las enfermedades mortales, pero si se utiliza todo nuestro dinero para el seguro, no queda nada para la alimentación y ¡moriremos igualmente!

Sin llegar a estos límites, existen dos situaciones que pueden presentarse. Algunos rechazan cualquier tipo de vacuna, lo que no es del todo razonable. Entre ellos, hay quienes confían en una alimentación biológica y una vida sana para asegurar su subsistencia.

Nos hacen pensar en **Calcarea silicata**, que es un remedio para la gente que tiene relación con personas que han muerto años antes, hablándoles de tanto en tanto para explicarles sus problemas o pedirles consejo. Otros han visto a miembros de su familia gravemente enfermos después de alguna vacuna, situación que nos hace pensar en **Thuya**, **Silicea** o **Sulphur**.

Por otro lado, hay personas que quieren todas las vacunas existentes, como **Arsenicum album** que desea protegerse de la muerte ¡a cualquier precio!

En nuestra opinión, el niño está protegido hasta los nueve meses por los anticuerpos de la madre que han pasado a través de la placenta (los anticuerpos transmitidos en la lactancia protegen el tubo digestivo de las gastroenteritis), por lo que es inútil vacunar demasiado temprano y el mínimo sería la DTP (difteria-tétanos-polio) que da pocas reacciones, en especial si se espacian los pinchazos (por ejemplo el sexto, el noveno y el duodécimo mes).

La vacuna para la tosferina no está exenta de riesgos (encefalitis) y puede provocar asma, por lo que tendría que limitarse a niños que están en colectividades. Dos inyecciones me parecen suficiente para proteger al niño el primer año de vida, único periodo en el que la tosferina es peligrosa. En caso de tos producida por la vacuna, el primer remedio a tener en cuenta es **Carbo vegetabilis 30 CH** que restablece el equilibrio. Hay que evitar la vacuna de la tosferina en el caso de antecedentes familiares de epilepsia o de asma, y en los niños en los que el nacimiento ha sido difícil (APGAR inferior a diez).

En cuanto a la BCG, en ningún país excepto Francia es obligatoria. Su eficacia no ha sido probada y puede ser inductora de asma o alergias.

A **Silicea** le supurará de forma interminable la vacuna BCG, lo que puede ser peligroso para el entorno, ya que el pus contiene bacilos tuberculosos vivos, susceptibles de contaminar a los demás, en particular a la gente que tiene el sistema inmunitario débil, como la gente que tiene sida, los que abusan del tratamiento con cortisona o los que están siendo tratados con medicamentos inmunosupresores.

Localmente hay que poner una pomada de un antibiótico antituberculoso y darle al niño **Silicea** (15 a 30 CH) y **Tuberculinum** (15 a 30 CH).

Las otras vacunas no me parecen útiles, ya que la meningitis por hemofilus es rara y es un problema de niños que viven en grandes colectividades.

En cuanto a la vacuna para la hepatitis B, tras veinte años de pediatra no he visto ningún caso en niños de menos de catorce años. Además, la vacuna, obtenida por el método del genio epidémico, no ofrece garantías de seguridad suficiente en la actualidad (numerosos efectos secundarios graves como esclerosis en placas, alteraciones de la vista, diabetes y diversas enfermedades autoinmunes).

La guardería

Las guarderías son un verdadero problema en nuestra sociedad, en la que, a pesar de los millones de parados, se obliga a trabajar a las mujeres embarazadas o que acaban de tener un hijo. Se desprecian de esta forma los trabajos de Freud que demuestran la importancia de la relación fusional entre la madre y el hijo en el transcurso del primer año de vida.

Al ir a la guardería a una edad demasiado temprana, muchos niños pueden sufrir una sensación de abandono y la pérdida de referencias, como **Capsicum** que padece otitis de repetición y se refugia en la comida hasta hacerse obeso. Vale más encontrar una buena canguro que, si es eficiente, puede incluso hacer que la madre tenga celos de ella.

Por otro lado, hay niños que se encuentran muy bien. Como por ejemplo **Sulphur** que se adapta rápidamente a cualquier situación y es muy sociable. Muy a menudo la madre también está contenta al dejarlo, ya que puede disfrutar de su realización personal fuera de casa.

En ocasiones, será la abuela la que cuide del niño, pero en estos casos debe tenerse cuidado porque puede ocupar el lugar de la madre, desposeyéndola de su hijo. El rol de los abuelos, más permisivos, es distinto y pueden producirse confusiones que serán el origen de conflictos psicológicos posteriores.

En la sociedad del día de mañana se acabará comprendiendo que hace falta que exista la posibilidad de disfrutar de una excedencia por maternidad de al menos dos años. El primer año con la madre y el segundo con la madre o con el padre. Los parados ocuparán las plazas vacantes y los lactantes se encontrarán con unas condiciones ideales para poderse desarrollar, yendo a la guardería solamente hacia el final de su etapa oral (entre los dieciocho y los veinticuatro meses).

El chupete es una forma de masturbación de la etapa oral. El niño encuentra placer al chupar; el riesgo que hay es que con ello se corte una apertura con el mundo exterior. Si se instaura un insomnio, es debido a que el niño se duerme chupando, como si estubiera mamando del pecho de su madre. Por la noche, si se despierta, como es habitual, el bebé buscará a la madre y reclamará su atención, lo que si es muy frecuente puede llegar a convertirse en un infierno. Ánimo, en estos casos hay una solución: tirar el chupete a la basura y ayudarse de, por ejemplo, **Pulsatilla**, remedio del bebé que no quiere dejar a su madre y se duerme en sus brazos (¿o es la madre la que no quiere dejar a su hijo?, en caso de duda, daremos el remedio también a la madre).

Arsenicum album, remedio de la angustia ante la muerte, es el gran remedio del insomnio, ya que como ya hemos visto el sueño es una "pequeña muerte". El cuerpo queda inmóvil mientras el espíritu vagabundea. Al despertarse, por la mañana, se aterriza. La madre ha estado frecuentemente marcada por un duelo, a veces durante el embarazo, como las enfermeras que trabajan en un servicio de reanimación. El bebé esta agitado "viviendo" con insomnio desde medianoche hasta las tres de la madrugada.

Medorrhinum es un bebé que no puede dormir si no es tendido sobre su vientre, encogido como una rana, además presenta a menudo dermatitis del pañal. Como que para prevenir la muerte súbita del lactante se aconseja a las madres poner a sus hijos tendidos sobre su espalda, este niño tiene problemas. Además, es incapaz de poder dormir a gran altura, pero se calma al borde del mar. Hemos visto ya a **Staphysagria** que confunde el día con la noche. **Capsicum** no duerme desde que está lejos de casa, e **Ignatia** tiene insomnio después de una decepción amorosa percibida desde el útero (la pareja, por ejemplo, se ha roto o una amniocentesis lo ha perturbado todo). **Carcinosinum** es el remedio de los bebés que nunca han tenido una noche normal. El niño presenta a menudo nævi o algunas manchas de color café con leche y las conjuntivas azules. Es el remedio para la gente que tiene dificultades para desvincularse y ser autónomo.

LA DENTICIÓN (ADÁN): EL SEXTO MES

El sexto mes está marcado generalmente por la aparición del primer diente. ¿Podemos enfermar al tener la dentición? Por supuesto, ya que con la rotura de la encía hay dolor y una inflamación que puede transmitirse hacia la faringe, los oídos (otitis) y a los bronquios (bronquitis).

Los médicos académicos dicen que son los virus y los microbios la causa de estas enfermedades. Tienen razón, pero es la debilidad del terreno, a causa de la dentición, la que ha roto el equilibrio de la flora bacteriana o vírica.

La aparición del primer diente simboliza la aparición de Adán, del hombre, ya que los dientes permitirán comer, por lo tanto dejar de mamar y hacerse autónomo en relación con la madre. Las dificultades de esta aparición son comparables a las de la primera salida, la primera separación de la madre, es decir el parto, y los mismos remedios homeopáticos podrán ser útiles, como por ejemplo:

Chamomilla, remedio de dolor insoportable: «¡No merezco esto!». El niño Chamomilla se enfada y está agitado. Se caracteriza porque tiene una mejilla roja y la otra pálida, y porque se calma si se le mece o si se le pasea en el cochecito.

Rhus toxicodendron es un remedio de amigdalitis o de bronquitis en la dentición. La fiebre se inicia generalmente por la noche, de una a tres de la madrugada. El niño siente frío y está agitado. Le duele todo. La lengua es muy característica: blanca con la punta roja. **Phytolacca**, presenta dolores que se irradian hacia los oídos. Lo que destaca es su necesidad constante de morder alguna cosa dura. **Podophyllum** tiene una diarrea abundante, amarillenta, explosiva y, en ocasiones, un prolapso rectal. **Rheum** tiene las heces tan ácidas que se percibe el olor a varios metros de distancia. **Calcarea bromata** padece insomnio durante la dentición. No se siente seguro en casa aunque estén los suyos. **Magnesia muriatica** sufre de estreñimiento durante la dentición: las heces son pequeñas y redondeadas como "bolitas de cabra". Son bebés del 68 que viven un retorno a la naturaleza, lejos de las ciudades y la violencia.

Al salir los dientes, el bebé puede morder. Con ello, va a expresar su personalidad, empieza a ser autónomo en relación con su madre y a afirmar su identidad por vez primera. Adán, el hombre, se revela y podrá morder la manzana, morder la vida con sus hermosos dientes. Pero "la mordedura puede ser la muerte segura". Se puede comer o ser comido. Aparece entonces una angustia ante la muerte. Los sueños pueden poblarse de animales devoradores. Es el miedo al lobo, a los tiburones o a los dinosaurios: los terrores nocturnos perturban entonces las noches de **Stramonium**, que se despierta gritando, sin conocer a nadie, y que los padres no pueden calmar. **Belladonna** grita cuando un rostro extraño se le acerca. En el delirio de su fiebre, que empieza hacia las ocho de la tarde, ve caras terroríficas. Está rojo y tiene las pupilas dilatadas.

Cédric no duerme desde que su madre tuvo un accidente de coche que le fracturó la nariz y la obligó a cubrir parte de su rostro con un aparatoso vendaje. El bebé grita cuando alguien se le acerca y le sonríe. Por la noche, tiene violentas pesadillas que aparecen antes de medianoche. Belladonna 30 CH puso todo en orden rápidamente.

Es la etapa sádico oral, que acabará a menudo reflejada en enfermedades infantiles como el sarampión, la rubéola o las paperas, enfermedades iniciáticas que permiten liberar las angustias en esa etapa de desarrollo del niño. Mi propia hija tuvo un virulento sarampión a los dieciocho meses. La fiebre era superior a 40 grados, los ojos le supuraban y la pequeña deliraba llamando a nuestro perro. Noté sus frías extremidades inferiores y ello me permitió pensar en Stramonium, que la curó rápidamente. Su madre, embarazada de seis meses, había sido testigo, impotente, de la agresión de nuestro perro al cartero.

En ocasiones son los caninos los que dan más problemas. Canino viene de *canis* (perro) y *canis lupus* es el lobo.

Por estos motivos estas enfermedades han perdurado a lo largo de los siglos, regulando el sistema inmunitario de los niños. En las sociedades primitivas, el sarampión, la morbilidad (muerte-bilis) era elevada e incluso podía llegar a matar a numerosas criaturas que no querían vivir de otra manera que en la relación fusional de la etapa oral, y se deprimían cuando la madre les ponía en el suelo para poder alimentar a su hermano pequeño. Las madres tenían un bebé cada dieciocho meses durante toda su vida fértil, y la muerte eliminaba a muchos hasta dejar solamente unos tres por pareja, los más fuertes.

En la actualidad disponemos de métodos contraceptivos. Y afortunadamente el sarampión es una enfermedad, la mayor de las veces, benigna.

¿Hay que vacunar a los niños contra el sarampión, la rubéola y las paperas? En primer lugar no es recomendable agrupar estas tres enfermedades en la misma vacuna, ya que no coexisten nunca en la clínica. La duración de la inmunidad de la vacuna es menor que la desarrollada por la enfermedad. Además, las vacunas son muy frágiles y, por ejemplo, una exposición al calor puede estropearlas. Es decir, que corremos el riesgo de ver cómo se propagan epidemias de sarampión, rubéola o paperas en el adulto, y ello puede ocasionar un grave problema, ya que es entonces cuando esas enfermedades pueden ser menos toleradas. Por otro lado, la ausencia de enfermedades infantiles a causa de las vacunas actúa sobre el sistema inmunitario y lo modifica. Estamos pues en presencia de un verdadero problema social que tendría que ser debatido de forma abierta.

Calcarea carbonica es terriblemente miedoso y la agresividad ligada a esta etapa le aterroriza. Su dentición es tardía y difícil. Más tarde, tendrá miedo de los animales –en especial de los perros–; su remedio complementario será Belladonna.

Silicea prefiere que no salgan del todo los dientes. En el peor de los casos puede tener un diente que no acaba de salir –el Adán escondido–, el hombre que toda su vida se esconde dentro de su caparazón. Solamente una aguja podrá reventar el huevo, como ya hemos visto, las agujas le inquietan mucho.

Silicea es un remedio homeopático conocido por su capacidad de hacer salir los cuerpos extraños y es el mejor remedio para las denticiones muy tardías (después de los doce meses para el primer diente).

Drosera es una planta carnívora que devora los insectos que se posan en ella. Es un buen remedio para la tos, para contrarrestar los problemas de dentición y, también, en los casos de de tosferina y tuberculosis.

En la tuberculosis, se prefiere desencarnar a vivir en un mundo sádico y hostil, como Simone Weil, mística muerta a los treinta y nueve o cuarenta años de tuberculosis evocando una "decreación voluntaria para fusionarse con Dios".

Tuberculinum, sin ir tan lejos, sueña en viajes, islas lejanas, en paraísos y en el esplendor de las altas cumbres.

Hydrophobinum representa el paroxismo de lo que puede representar una angustia de ser devorado. Es un remedio preparado con el virus de la rabia. Los niños Hydrophobinum muerden y quieren controlarlo todo a su alrededor. No soportan la luz brillante y tienen miedo del agua (Cannabis indica), además se vuelven locos por el chocolate. En su mayoría fueron mordidos un día por un perro, como si atrajesen ese suceso desagradable. Más tarde serán adultos que invadirán y querrán controlar su entorno.

Kreosotum cae enfermo cada vez que le sale un diente: tose y en ocasiones bronquiolitis con distress respiratorio. Hay un síntoma físico característico: la dermatitis del pañal se produce al salir los dientes. Las nalgas están rojas, erosionadas. Los dientes son frágiles, con caries temprana. De hecho todo pasa como si Kreosotum rechazase la agresividad simbolizada por los dientes y prefiriera hacerse daño él mismo y eliminarlos rápido. Más tarde, son adolescentes o adultos que sueñan con violaciones. Pueden haber habido en la familia historias de incesto o de violaciones. El hecho de entrar en el mundo de la agresividad hace que Kreosotum rechace cualquier manifestación de ella y no puede vivir. La creosota, alquitrán de haya, se utiliza para conservar las carnes. Pero lo que conserva la vida es la penetración de la carne por parte del espíritu. Esta etapa sádico oral deja más señales en nuestra sociedad de lo que se cree. Solamente al ver el éxito de películas como *Jurasssic Park*. En el reino animal, mostrar los dientes significa que se va a atacar; los seres humanos, por nuestra parte, enseñamos los dientes al sonreír, que es un acto de amor. Toda la humanidad tiende a ello, y es en la calidad de la sonrisa en la que reconocemos el amor verdadero.

LA ANGUSTIA DEL NOVENO MES Y EL FIN DE LA ETAPA ORAL

El noveno mes está marcado por un "recuerdo" del aniversario del nacimiento. Nos encontramos con la angustia de separación: el bebé no quiere dejar a sus padres.

A los doce meses, empieza a andar y aunque existan problemas, hay que vigilar que la verticalidad sea accesible. Con ella, el ser humano deja el animal y puede tener libres los brazos y las manos para el trabajo y la fabricación. Es lo que ha permitido el desarrollo de la inteligencia.

Hay caídas, golpes y morados, pero en general esto no resulta traumático y se gana una gran autonomía. En casa hay que tener cuidado con las cosas que están al alcance de los niños, sobre todo con los productos tóxicos y los elementos peligrosos como el horno o los enchufes.

¿Hay que ayudar al bebé con un andador para que deambule por la casa? Digamos que, por un lado, puede enlentecer el desarrollo real del niño, ya que éste puede tener luego miedo de dejar su apoyo, pero por otro lado puede ayudarle a ganar autonomía y vitalidad. De todas formas, siempre puede ir a gatas para descubrir y explorar. Se va a abrir un campo muy amplio en el mundo, ¡hasta el cosmos para algunos!

De los once a los dieciocho meses, nuestro bebé se encuentra nuevamente en una situación estable y relativamente calmada, dedicada a las adquisiciones motrices y al desarrollo de la palabra, en la que la primera onomatopeya –"pa pa"– ha sido utilizada para denominar al padre, por la madre a la que sólo puede designar.

Hay que estar atentos a los órganos de los sentidos importantes, como la vista (hay que vigilar que no se dé golpes contra las puertas o las esquinas) y el oído, al que las otitis de repetición pueden perjudicar.

Aviare es el mejor remedio de las otitis de repetición del lactante. Se trata de una tuberculina de pollo que restablece el equilibrio en caso de terreno tuberculínico: niños agravados con la BCG, se sienten peor estando al borde del mar y mejoran en la montaña. Físicamente destaca la presencia de manchas blancas en las uñas y una vena prominente en la raíz de la nariz.

Cyclamen es un gran remedio para el estrabismo en el niño, en especial cuando el ojo izquierdo gira hacia dentro. Ha habido frecuentemente una pena escondida en la vida de la madre –por ejemplo, su marido no es el hombre que ama–, pero no puede hablar del tema y lo oculta tomándolo todo a broma.

Cicuta virosa es un remedio para el estrabismo después de un golpe en la cabeza –caída o traumatismo neonatal en ocasiones–. El niño no avanza, es muy infantil. De todas formas, encuentra que el mundo de los adultos está loco y vale más ser pequeño.

En caso de estrabismo, hay que verificar la ambliopía, que es cuando sólo trabaja un ojo y el otro se atrofia. Hay que tapar el ojo que trabaja para estimular al otro, ya que se puede perder la visión de un ojo y por ello perder la visión en profundidad.

El niño que no anda

Aparte de los niños con problemas neurológicos graves, hay algunos que aprenden a andar tarde, es decir más tarde de los 15-16 meses. La homeopatía les puede ayudar:

• Podemos dar **Calcarea carbonica** a los niños miedosos e hipotónicos que tienen a menudo un sobrepeso.

• **Sulphur** no quiere hacer el esfuerzo, tanto le da, y se deja llevar por un cierto bienestar.

• **Baryta carbonica** no comprende lo que le puede aportar el poder andar.

• **Agaricus** es torpe y con problemas.

• **Causticum** no tiene tono muscular.

• **Natrum muriaticum** no quiere seguir al padre y alejarse de la madre.

• **Silicea** rechaza el poder ir hacia un futuro inquietante.

DIECIOCHO MESES, LA ETAPA ANAL
LA *SYCOSIS*

A los dieciocho meses abandonamos la etapa oral, finalizando así la relación fusional de la madre con el hijo, que se empezará a abandonar a partir del noveno mes. El padre empieza a tener cada vez más importancia. Entramos en la etapa anal. El niño adquirirá la posibilidad de estar limpio, controlar los esfínteres y hacer sus necesidades en el orinal. Pero hay que dejar el biberón y el chupete, ya que de lo contrario se prolongará la etapa oral y el niño no llegará a acceder a la posibilidad de "ser límpio".

Pulsatilla rechaza dejar la relación con la madre y todo lo que la puede simbolizar. El osito omnipresente puede representar la placenta enganchada a la madre. Lo coge con una mano mientras que con la otra sujeta el biberón.

Bastien no deja su conejito azul. Un día, yendo en barco, se acerca a la borda.

–¡Cuidado! no dejes caer el conejito al mar –le dijo el padre.

–Sí, ¡en el mar no hay zanahorias!– respondió rápidamente.

Bastien tenía un eccema de gran tamaño que desaparecerá rápidamente después de tomar dosis repetidas de Pulsatilla 7 CH.

Los niños deben superar la etapa anal, ya que si no lo hacen, los pobres padres siempre estarán lavando la ropa interior de su hijo.

Pulsatilla tiene mucho calor, bebe poco (excepto agua azucarada en el biberón). Parece temerario y puede llegar a lanzarse a una zanja o a la piscina, porque sabe que su madre siempre estará allí para salvarlo si le ocurre algo.

En el transcurso de la etapa anal, el personaje central será el padre, el que dice no, pone límites y nombra las cosas. Detrás de estos límites, el niño va a poder esconderse como en un castillo. Si no hay límites, puede aparecer la angustia del infinito, de la despersonalización. Aparecen entonces los niños hiperactivos, invasores, que lo tocan todo, y la madre se hunde. Pero ¿dónde está el padre?, ¿dice algo?

Una tarde, en mi consulta, estaba ante una madre abrumada. El niño agitado, lo tocaba todo. Iba hacia la nevera y el padre lo atrapa a tiempo; después hacia la báscula, y otra vez sin decir nada el padre lo atrapa antes de que ocurra alguna desgracia. Finalmente el niño se dirigió a mi colección de personajes de Tintín. Sin moverme, grité: «¡No!» con una voz atronadora. El niño paró en seco. El padre quedó impresionado. Era corso, con un bonito nombre. «Háblele, dígale su no (nombre)». Es por ello que lleva el "nombre del padre" que es el apellido. Gracias a ello sabrá quién es. Hasta entonces el padre consentía, actuaba pero no hablaba.

El niño que no habla

Cuando el padre está callado o ausente, el niño no puede fijarse en ninguna señal y acceder al verbo él mismo. Sufrirá un retraso en el habla y el remedio es frecuentemente **Natrum muriaticum**. Es en general un niño flaco, introvertido, que se deleita con la sal y se esconde del sol (símbolo del padre en el dibujo infantil).

Entre los demás remedios para el retraso en el habla, encontramos:

• **Agaricus** tiene problemas físicos que le hacen difícil su acceso al habla. Más tarde, intentará pulir este verbo y hará poesía.

• **Baryta carbonica** es lento intelectualmente.

• **Nux moschata** se refugia en el sueño para escapar de una realidad que encuentra peligrosa.

• **Belladonna** se bloquea en la etapa sádico oral y ya no progresa más.

A menudo pregunto a los padres cuál es, según ellos, el rol del padre. Las respuestas son muy variadas: «Mantiene la familia», «Gana el dinero», etc. Después les explico que, gracias al padre, el niño se aleja de la madre ya que si no existiera la figura paterna permaneceríamos fundidos en la madre. Los delfines son los únicos mamíferos que han logrado volver al mar, por eso tuvo tanto éxito la película *El gran azul*, en la que el héroe, identificándose con los delfines, prefiere morir en el mar antes que aceptar su vida como padre cuando sabe que su compañera está esperando un hijo.

Como me lo ha hecho ver mi esposa Catherine, puede asociarse con el "padre" otro significado: el "par". El padre es el que hace la pareja con la madre y su amor revelará el de ésta. Se pasa de un amor infinito a un amor que puede ser en ocasiones fusional, pero que en general está indicado por límites precisos. La etapa anal es la de la dualidad, la de la elección entre el padre y la madre.

El nombre del padre... el no del padre

El nombre del niño y el apellido –aquél que se opone al nombre del padre, como diría Jacques Salomé– van a formar su personalidad, a diferenciarlo. Uno se diferencia en la oposición. Sin ello se produce la indiferenciación, como ocurrió en la torre de Babel, en la que todos tenían el mismo nombre o hablaban la misma lengua. Los dictadores fascistas o comunistas intentan crear sociedades de robots, de clones humanos indiferenciados con un pensamiento único. Se sabe qué es lo que pasa en estos sistemas inhumanos; en estos tiempos difíciles, las torres de Babel se hunden un día u otro. Hemos visto cómo se hundía el odioso sistema del nazismo y años más tarde el inhumano estalinismo, como ejemplos de grandes proyectos criminales.

En la medicina clásica, a algunos les gustaría colocar a los médicos detrás de un ordenador, para que recetaran siempre lo mismo para una patología determinada, sin tener en cuenta el lugar, el paciente o al médico. En ello también podemos encontrar la misma tentación del pensamiento único, pero los franceses, individualistas, nunca se dejarán aprisionar en ese tipo de moldes y como Astérix sabrán rechazar siempre al invasor.

En el sistema celular, la indiferenciación representa la aparición del cáncer, enfermedad que afecta al 30% de nuestros contemporáneos. Aquellos que, en alguna ocasión, no han podido decir no y se han dejado invadir por pensamientos que no eran los suyos. En homeopatía, lo dicho pertenece al segundo miasma de Hahnemann, *la sycosis*.

Carcinosinum es el remedio más apropiado para aquellas personas pertenecientes a familias en que se han producido varios casos de cáncer. Son gente secreta. No dicen nada, callan las cosas importantes para no molestar al otro. Rechazan la oposición, el conflicto, el reproche, y dirigen toda esa energía contra ellos mismos. Temen las rupturas amorosas, ya que quieren permanecer "fundidos" en el ser amado; se trata de una indiferenciación perfecta.

En homeopatía, se les reconoce por sus manchas cutáneas de color de café con leche, por sus conjuntivas azules, los numerosos nævi, su sensibilidad por la música, su meticulosidad y su rigidez, ¡y su gran afición al chocolate! Estos niños no tienen enfermedades infantiles como el sarampión o la tosferina, pero son muy sensibles a la gripe. En estos casos **Oscillococcinum** da buenos resultados. Cuando tienen un problema con alergias, prefieren las vacunas o desensibilizaciones, ya que su sueño es ser insensibles, pero ignoran que han nacido para poder sentir.[38]

Ambra grisea rechaza el orinal y se esconde detrás de los muebles o espera la noche para hacer caca. Efectivamente, queda bloqueado en la etapa sádico oral y huye de las caras que le sonríen ya que todavía experimenta la angustia de poder ser devorado. Piensa que le van a quitar las heces y con ello una parte de él mismo, ya que las considera como una sustancia extraña a él. Más tarde, no podrá liberarse de lo negativo que los demás pueden depositar en él. Como la asistente social que escucha terribles historias y no puede protegerse, el hombre de negocios que se deja invadir por sus clientes que "le comen" o el médico agotado por sus enfermos con los que no consigue "cortar el cordón". La clave del remedio consiste en la necesidad de conseguir el desapego. Hay que saber tomar una distancia en relación con los acontecimientos que vivimos, aprender a eliminar sin arrepentimiento lo negativo, feo y maloliente. En este orden de cosas no hay nada que perder, ya que quien pierde gana. Uno de los temas relacionados con la etapa anal es, según los psicoanalistas, el del dinero. El avaro es un estreñido que atesora monedas como **Calcarea fluorica** atesora varices (las varices – la avaricia) y dientes con caries y mal implantados. La relación entre los dientes y el dinero es clara cuando el Ratoncito Pérez nos hace un regalo en compensación por la pérdida de un diente. Se reemplaza algo que nos es caro o querido por algo que es caro.

Al final de la vida, mucha gente funciona con estos esquemas y se rodea de bienes materiales para consolarse de la pérdida de su juventud, una tentación contra la cual Confucio nos avisó: «En la tercera parte de la vida, desconfiar de la acumulación de bienes materiales».

Aurum metallicum es el remedio del niño que rechaza la ley del padre. Peleón, desafía los peligros y más tarde intenta acumular oro para ser el padre –Dios– y dispensar sus bienaventuranzas a su alrededor como el Sol regala sus rayos. De hecho, solamente quiere seguir su ley.

Nitricum acidum aplica la ley de forma obsesiva y rígida: «*Dura lex, sed lex*». No hay perdón para los infractores. Precisamente la dimensión del perdón es esencial y el ser humano debe integrarla para que todos los conflictos cesen algún día en la tierra. Errar es humano, por eso debemos ser comprensivos con nuestras equivocaciones. Lo diabólico es el perseverar cuando hemos comprendido que nos hemos equivocado. ¡Jesucristo dice que hay que perdonar siete veces setenta y siete veces! La recompensa es el acceso a un nivel energético superior "por don" (perdón).

El que sabe no puede engañar o mentir (el que es franco sabe). Uno de los atributos de **Veratrum album** es que quiere aprovecharse de la mentira[39] y se aleja de la realidad. Su problema profundo es el temor a perder su posición social, lo que a esa edad puede ser, por ejemplo, la relación fusional entre la madre y el hijo al tener un hermano.

Por ejemplo, conocí el caso de una niña de cuatro años, después de tener un hermano; se volvió autoritaria, vomitaba si se le contradecía y volvió a chuparse el dedo y a querer el biberón y el chupete. Inventaba historias de princesas y le decía a su vecina que sus padres le pegaban, lo que era mentira. Hemos visto que **Staphysagria** entraba en un tipo de relaciones sadomasoquistas. En la versión masoquista, los padres dicen que el niño "busca la bofetada", trata de llamar la atención y reclama amor a través del conflicto, el castigo o la vergüenza. Pero el riesgo de la oposición es que puedes llegar a herir al otro y recibir como consecuencia una herida, creándose un círculo vicioso que puede llegar a provocar malos tratos al niño.

La etapa anal es la del control de esfínteres y con ello la del control global de las situaciones, un acceso al orden, a la limpieza o, por lo contrario, la permanencia en la suciedad, el desorden y la anarquía.

Sulphur no quiere lavarse y prefiere estar sucio. Es el niño que se mancha en el barro a la mínima ocasión. No quiere aprender, ya que está seguro de tener la verdad absoluta y no escucha al otro. Más tarde, puede ser un adulto anarquista al que delatarán la camiseta manchada en la última comida y las uñas sucias.

Aloe rechaza el control de los esfínteres y se queda en la etapa oral. Efectivamente, crecer en última instancia será morir como la flor del aloe, cuya aparición preconiza la muerte. El niño no quiere aprender a ser civilizado y defeca involuntariamente (*encopresis*).

Natrum carbonicum es un ser hipersensible que busca la armonía. Herido en las situaciones poco armoniosas, deja de controlar los esfínteres como Aloe. Se le reconoce por su don para la música, especialmente el piano. Tiene aversión a la miel, que no tolera (desde el nacimiento y si la leche tiene miel puede presentar un muguet). El remedio está hecho de bicarbonato que resulta un antídoto cuando hay un exceso de ácido, expresión de lo negativo.

A **Medorrhinum** le gustaría controlar el tiempo que pasa y saber lo que puede ocurrir mañana, por lo que constantemente está inquieto. Le traicionan sus dermatitis del pañal, su costumbre de dormir boca abajo, su onicofagia –se muerde las uñas– y su astigmatismo.

Sepia trabaja sin descanso, esperando como la Cenicienta ser vista por el padre, el príncipe. Los niños Sepia tienen varicelas importantes que producen un bajón inmunitario señalado que les hace proclives a tener infecciones urinarias por colibacilos (*Tuberculinum*).

Hemos de señalar de pasada que la varicela es una enfermedad típica de la etapa anal. En la fase aguda, sus remedios son frecuentemente **Rhus toxicodendron** y **Mezereum**, en especial cuando las costras pican. Cuando hay granos en la boca, **Mercurius solubilis** puede hacer maravillas; y si hay tos asociada, **Antimonium crudum** es el remedio adecuado.

La etapa fálica acaba con la etapa anal. El niño deja de interesarse por sus excrementos para polarizar su atención en el sexo, el pene en el niño y el clítoris en la niña. Se exhibe con deleite, corriendo desnudo por la casa después del baño, bajo la mirada divertida de los amigos de los padres que han venido de visita. El remedio clave de esta etapa es **Hyosciamus**. Con frecuencia existen unos asociados, se tiene envidia del falo mayor del padre o del hermano.

Es la época en la que el niño se pasea con una espada o una pistola apuntando a la gente. A **Ferrum metallicum** le apasionan las peleas con la espada de caballeros y espadachines.

Algunos adultos exhibicionistas han quedado, de hecho, bloqueados en esta etapa del desarrollo.

EL NIÑO DE TRES A SIETE AÑOS.
LA *LUESIS*

Un buen día el niño se da cuenta de la relación privilegiada que su madre tiene con su padre, sobre todo cuando esta unión se traduce concretamente en el nacimiento, por ejemplo, de una hermana. Tiene celos de esta relación. Freud lo ha relacionado con la historia de Edipo.

En esta leyenda griega, al nacer Edipo, un oráculo había dicho que aquel niño mataría a su padre y se casaría con la madre. El padre intentó acabar con su hijo, pero no tuvo éxito y el oráculo se cumplió.

El primer movimiento edípico es el del padre que intenta matar al hijo. Mary Balmary nos muestra cómo en la Biblia el viejo Abraham arranca de los brazos de su madre a su hijo Isaac para sacrificarlo ante Dios en una montaña (*Le sacrifice interdit – Freud et la Bible*). Pero finalmente Dios detiene su brazo y le pide sacrificar un macho cabrío en su lugar. La muerte de este animal, padre del cordero, simboliza la muerte del padre. Liberado del padre y de la madre, Isaac podrá decir entonces «yo soy».

Muchos padres experimentan celos durante el embarazo de su mujer, que se relaciona de forma fusional y por lo tanto exclusiva con el bebé que espera. Algunos de ellos no logran superarlos y al sentirse poco queridos se van con la primera amante que pasa. Nos encontramos entonces en la situación de la madre-hija abandonada por el esposo que no ha sabido o podido luchar para reconquistar su lugar. He visto, de esta forma, a madres que tenían hijos de distintos padres, los cuales habían desaparecido durante el embarazo correspondiente.

Algunos padres obligan a abortar a su mujer porque no desean el nacimiento de su hijo. Estos hombres pueden tener más tarde una fístula.[40]

En los casos en que el padre se queda y vuelve a su lugar en la cama y en el corazón de la mujer, ésta rompe progresivamente la relación fusional con el niño a partir de los dieciocho meses. Si el pequeño vive esta experiencia de forma traumática puede entrar en una fase de celos terribles.

El niño se despierta cada noche para ir a la cama de los padres. Se interpone entre los dos y, finalmente, intenta "echar" al padre. Como este no puede dormir y el día siguiente tiene que ir a trabajar acaba yéndose a dormir a la cama del niño. Así, pues, el pequeño termina durmiendo con la madre y el complejo de Edipo se cumple al completo.

En otros casos, el niño se aprovecha de circunstancias familiares, por ejemplo cuando el padre se ausenta por trabajo o cuando en las vacaciones todo el mundo duerme en la misma habitación. Muchas madres son complacientes, ya que el amor fusional es rico y la tentación muy grande.

En ocasiones, las madres notan que el niño no soporta la ruptura de la relación fusional y se hunden en una profunda depresión. Esta depresión puede traducirse en enfermedades físicas en el lado izquierdo del cuerpo: otitis izquierda, mastoiditis izquierda o neumonía izquierda. El niño pone su vida en juego, lo que es sumamente peligroso. En los países del Tercer Mundo, en los que no existen los antibióticos, se dice que el niño quiere "partir de nuevo". Cuando trabajaba en la selva del Gabón, me decían: «Doctor, mi hijo quiere "partir de nuevo", hay que dejarle».

En las sociedades primitivas los niños maman hasta los dieciocho meses, después, de golpe, se ven reemplazados por el siguiente bebé. Una vez "en tierra" tienen que comer mandioca y plátanos.

Entonces, en plena etapa anal, una diarrea es un buen motivo para "partir de nuevo", como también puede serlo, un poco más tarde, en la etapa edípica, una mastoiditis izquierda, por ejemplo. Desde el punto de vista homeopático, el remedio básico de este estado es **Lachesis mutus**, el veneno de una serpiente. Kent decía que todos necesitamos tomar un día u otro este remedio, ya que nos permite eliminar el veneno que puede haber en nuestro corazón. Este veneno es parecido a la serpiente como tendencia y en el carácter. Nos acercamos, de hecho, a una dimensión del inconsciente colectivo del género humano, de allí su universalidad. El niño tiene impulsos asesinos. Hay que eliminar al padre, y como es imposible, se venga con los animales o con otros niños a los que agrede. En presencia de sus padres, les emborracha con una locuacidad incesante para imponer su verbo. No soporta que la atención no esté enfocada exclusivamente hacia él y, por ejemplo, le hará mil diabluras a la madre mientras habla por teléfono para que deje su conversación con el otro.

Matar al padre (*tuer le père*), odiar al padre (*tu hais le père*), tu eres el padre (*tu es le père*).[41] En definitiva hay una identificación con el padre. El niño deberá poco a poco renunciar a la violencia para querer a los demás.

Matar al esposo (*tuer l'époux*). Frecuentemente, en esta etapa –que se corresponde con el parvulario– el niño viene a casa con parásitos en la cabeza, los piojos (*poux*),[42] que hay que eliminar (*tuer les poux*). **Lachesis mutus** puede ser de gran ayuda.

Cindy se arrancaba los cabellos desde el nacimiento de su hermano, hasta el punto que tenía una extensa zona sin cabellos. Lachesis puso todo en orden rápidamente.

Stephen se pasaba las noches en que no estaba su padre en la cama con la madre. Su padre era bombero y apagaba el fuego con una gran manguera. Cuando volvía a casa, Stephen se ponía enfermo y la madre lo volvía a meter en su cama. Un día tuvo una hemorragia grave de la amígdala izquierda que precisó una intervención de urgencia en el hospital.

Se dice que el padre es el embajador de la sociedad, ya que gracias al padre el niño sale del complejo de Edipo renunciando a los amores fusionales, exclusivos, aceptando y amando a los demás. A esta edad, se cambia la dentición. Los dientes de leche caen y llegan los definitivos. Es la época en que el Ratoncito Pérez trae una moneda o un regalo para reemplazar el diente. El regalo va a compensar nuestras primeras pérdidas. Pero hay que evitar entrar en el esquema materialista que puede conducir más tarde, en la vejez, a la necesidad de acumular bienes materiales. La palabra francesa *souris* (ratón), puede tener también otra connotación: "sonreír", reír con el alma, sentir amor y ligereza cuando perdemos alguna cosa. También aquí la homeopatía puede ayudarnos y mostrarnos el camino. El remedio a medida que pierde la materia en sus sucesivas diluciones se hace más poderoso energéticamente.

Esta capacidad cada día mayor de amar a los demás es la que hemos denominado tercera dimensión. Ya no se dice "yo" ni "nosotros", se dice "ellos". Este acceso a lo divino introduce la primera fase mística, que será utilizada por los religiosos para empezar la educación del niño. Se ponen de manifiesto preguntas existenciales: ¿Qué pasa o en qué nos convertimos después de la muerte? ¿Qué pasa antes y después de nuestra existencia en esta vida terrestre?

Iodum rechaza el acceso a esa contemplación y se refugia en la acción, como Caín que trabaja sin cesar y acaba matando a su hermano Abel por celos. Su hermano, el pastor, es un contemplativo que cree que es más querido por Dios.

Iodum es un remedio muy efectivo en los casos de otitis serosas que aparecen con frecuencia en este periodo. El niño acumula agua detrás de los tímpanos y oye como si estuviera dentro del útero materno, en el líquido amniótico (la primera audición).

Cenchris contortrix ha tenido la curiosidad mórbida de espiar y después de sorprender a sus padres haciendo el amor. Ha tenido acceso a la escena primitiva y no se olvida, se vuelve celoso, malo y peleón, lo que compromete su escolarización. Más tarde será un adulto que se complacerá mirando películas X.

Vipera no renuncia, no acepta perder, cuando la realidad es que todo aquel que vive pierde. Como Arsenicum album, Vipera quiere coleccionarlo todo.

Castoreum sueña que mata al padre. Es un buen remedio en los casos de fimosis, ya que puede evitar que el niño tenga que pasar por quirófano, algo importante si se tiene en cuenta que las operaciones de este tipo pueden dejar frecuentemente una angustia de castración.

Estos impulsos asesinos, de destrucción, están representados por lo que Hahnemannn denominó el tercer miasma, la luesis o syphilis, enfermedad en la que los tejidos se destruyen y su reconstrucción es anárquica.

La escarlatina es una enfermedad infantil que con frecuencia se relaciona con el pasaje edípico. En esta enfermedad puede haber una inflamación peligrosa del corazón y de los riñones (Aurum, Sulphur, Phosphorus, Lachesis).

Si se renuncia a esta violencia, al veneno de los celos, y se consigue amar al otro, se puede crear, se puede recoger la prosperidad. «Cuando se ama, se recoge.»[43]

DE LOS SIETE AÑOS A LA PUBERTAD, ETAPA DE LATENCIA

Finalmente, hacia los siete años, la edad de la "razón", el niño renuncia a su relación con la madre y a la desposesión del padre. Como Blancanieves, abandona el castillo para ir a vivir con los enanitos –los otros niños– y esperar hasta la pubertad. Solamente tendrá que, como el enanito glotón, corregir sus defectos más evidentes y adquirir, como el enanito sabio, el conocimiento intelectual que le ofrece la escuela primaria.

Durante este período de tiempo hay pocos conflictos y, por lo tanto, pocas enfermedades.

Taraxacum es un alumno que no hace nada si no se le estimula constantemente. Es la puesta en movimiento lo que resulta difícil. Espontáneamente, se quedaría sin hacer nada o jugando con sus amigos todo el día. Un detalle que le delata: su lengua geográfica, que traduce un problema de hígado subyacente. De hecho, no cree y piensa: ¿vale la pena trabajar?

Calcarea phosphorica es otro buen remedio. El niño crece demasiado rápidamente, se agota, se adelgaza y se desmineraliza. En la escuela se cansa y tiene dolores de cabeza. De hecho privilegia el conocimiento intuitivo. Se le puede descubrir por sus adenopatías, por que tiene muchas cosquillas y la exploración resulta casi imposible, y por su apetito canino a las 17 horas, cuando vuelve de la escuela. Después de haber devorado dos o tres bocadillos de jamón, se duerme, agotado, hasta la mañana siguiente. No soporta las injusticias. **Plumbum** no soporta las obligaciones, en particular las de la escuela. Prefiere hacer novillos, observar la naturaleza, soñar, jugar. No tiene la necesidad de un aprendizaje.[44] De hecho hay que darle "plomo al cerebro", pero a dosis homeopáticas.

A **Silicea**, a pesar de tener un espíritu vivo y brillante, le da miedo hablar en público y se encierra en un caparazón sin participar en clase. Le delatan la nariz siempre tapada, una piel llena de impurezas y los pies que transpiran y desprenden mal olor.

Baryta carbonica lo comprende todo, pero demasiado lentamente. No sigue la clase y se avergüenza. Sus compañeros se burlan de él. Lo más duro para él son las matemáticas. Una dosis de la 15 CH hará que consiga un nivel aceptable en esta asignatura.

Fluoricum acidum es demasiado inestable para seguir eficazmente un día entero de clase. Su espíritu revolotea, creativo y recreativo. Como piensa más deprisa que escribe, hace muchas faltas de ortografía. Tiene un síntoma que lo delata: sus uñas crecen muy deprisa por lo que hay que cortarlas muy a menudo.

La enuresis

La enuresis o el pipí en la cama es un problema que puede dificultar la socialización del niño, que no se atreve a ir a dormir a casa de sus amigos o a ir de colonias con sus compañeros de clase.

Los animales, se orinan para marcar el territorio, un hecho que con frecuencia puede darnos la pista de las causas de este problema en algunos niños. Entre los numerosos remedios homeopáticos que pueden ser útiles, cabe mencionar:

• **Kreosotum** y **Belladonna** tienen un sueño demasiado profundo y relajan totalmente.

• **Sepia** se orina o "mancha" en el primer sueño, sin embargo durante el día no hace otra cosa que limpiar y procurar que todo esté en orden.

• **Capsicum** no se ha recuperado de una mudanza o un traslado.

• **Kalium bichromicum** intenta delimitar su territorio al igual que hace un animal que orina al entrar en un nuevo territorio.

• **Lac caninum** es el remedio adecuado en el caso de las enuresis más tardías (hasta la adolescencia). El individuo está convencido de que no vale nada y que nunca llegará a nada.

LA PUBERTAD, DE LOS ONCE A LOS DIECIOCHO AÑOS

En otra época era una etapa más breve, pero en nuestro mundo postindustrial la pubertad se alarga de forma desmesurada. El objetivo es un nuevo nacimiento: nacer a la edad adulta y encontrar la identidad propia.

Encontrar una identidad propia

Cannabis indica no llega a encontrar su propia identidad y, si deja la protección de la familia, es para encontrarse con un grupo de adolescentes en el que reina la uniformidad: la misma forma de vestir (calzado deportivo, tejanos, camisetas, de preferencia negras, el color del yo), pensamiento único, preocupaciones únicas. Enganchado al hachís expresará la búsqueda del remedio que le permitirá adquirir la individualidad indispensable, precedente al "flechazo" y al acceso a la pareja chico-chica. Sin embargo, es a dosis homeopáticas como hace falta tomar Cannabis. A dosis ponderales, se produce un efecto contrario, la desestructuración con miedo a ahogarse, el retorno a un amor fusional madre-hijo, a las aguas primordiales con el riesgo de entrar en la psicosis de forma espontánea o después de pasar por las drogas duras. El efecto del hachís hace que el superyó se separe bruscamente del ello en el inconsciente. El superyó representa los límites, lo prohibido, las barreras constituidas durante la etapa anal y la de Edipo. El ello, representa las pulsiones instintivas, animales. El superyó no puede actuar sobre las pulsiones profundas del ello y es entonces cuando pueden cometerse delitos como hurto de coches, violaciones colectivas, etc., ya que no existe ningún tipo de control sobre ello. Las drogas duras representan una tentativa de integrar la dimensión espiritual en una sociedad que no la propone. En África, en las profundidades de la selva, viví un año entre los Mitsogo, un pueblo que no tenía lenguaje escrito. En la adolescencia, se producía la iniciación con la circuncisión y la toma ritual de la "madera amarga" –la *iboga*–, sustancia alucinógena que hace ver a los jóvenes las realidades del alma y del cuerpo a través de experiencias místicas. Después, la comunidad le daba al joven adulto su nombre (su *koumbou*).

En nuestro mundo contemporáneo, los traficantes[45] proponen a los jóvenes experiencias fáciles de un paraíso fugaz que rápidamente es reemplazado por un infierno de dolor y de angustia que les mantendrá cautivos. El dinero sucio que se mueve es un signo de la etapa anal en que se mantienen esa gente.

Desgraciadamente, países enteros se hacen cómplices de este tráfico blanqueando, de forma encubierta a través del anonimato y de paraísos fiscales, sumas enormes de dinero producidas con las desgracias de esta juventud. Hay que hacer alguna cosa a nivel mundial para solucionar este problema.

En la adolescencia, se produce un repaso a todas las etapas de desarrollo infantil.

En primer lugar el adolescente repasa la etapa oral con la posibilidad de caer en una anorexia o una bulimia. El anoréxico no come para escapar de la aparición de sus caracteres sexuales, ya que las pulsiones incestuosas de las etapas infantiles no se han solucionado del todo. Así, por ejemplo, cuando una chica anoréxica adelgaza la regla le desaparece y sus pechos no se desarrollan. De esta forma, al no poder ser el objeto de deseo para el padre puede volver al amor fusional con la madre.

Tarentula, de forma temprana, ha soportado una madre demasiado controladora, que le ha rodeado con una red tan tupida como una telaraña que intenta escaparse a través de danzas frenéticas o dejando de alimentarse hasta que su vida esté en peligro. **Antimonium crudum** es bulímico para olvidar una pena secreta, la pérdida del amor fusional madre e hijo. Muy romántico, se empeora cuando hay luna llena.

La etapa anal puede verse en el retorno de obsesiones, como la de la ropa. El adolescente se fija en su apariencia, se mira al espejo, se encierra durante horas en el cuarto de baño: es **Platina** el que confunde ser y parecer. Dos pequeños signos físicos nos permitirán reconocerle: 1) su vista se nubla cuando está expuesta a una luz o bien a objetos brillantes; 2) se queda sin aliento cuando anda un poco deprisa (Digitalis). A Platina le gusta el mundo de los famosos. Sueña con poder ser un día como ellos.

En otoño, cuando disminuye la intensidad de la luz (cuando el lujo es menor), se produce una depresión. Para recuperarse tiene que gastar un dineral en ropa de marca.

Puede también encontrar que sus padres son miserables y pensar que ha sido adoptado: «¡No es posible que proceda de una gente tan simple!».

La obsesión puede verse de manifiesto también en las horas pasadas de forma compulsiva delante de los juegos de vídeo y el ordenador en detrimento de la lectura y del trabajo de la escuela.

Sulphur no se lava y mancha las paredes de su barrio con dibujos obscenos o escatológicos.

A diferencia de Platina, siempre tan cuidadosa con su atuendo, Sulphur, viste con tejanos viejos, remendados y sucios y va descamisado. Sus padres son unos *carcas* que no entienden nada de nada. La sociedad está podrida como sus profesores que son incapaces de evaluar correctamente su genio y su verdadero valor. Si se aficiona a la lectura, suele elegir libros violentos de novela negra, que proponen al lector que sea un héroe y que viva situaciones infernales.

La *luesis* con sus pulsiones de destrucción puede llevar al joven a grupos revolucionarios que podrán pasar a la acción. **Scorpio**

australis es el remedio del deseo mórbido de romper, matar y destruirlo todo violentamente.

Hepar sulphur quiere producir incendios para purificarlo todo y construir un mundo nuevo.

Por suerte todas estas pulsiones quedan en general en un estado fantasma. Las imágenes mórbidas y escatológicas adornan las paredes de la habitación del joven, quien ocasionalmente, se desahoga con las películas violentas que puede ver en el cine.

Un Edipo mal resuelto podrá conducir a nuestro joven a la homosexualidad. Es el hijo el que renuncia a la madre y quiere ser querido por el padre buscando ese contacto con otro hombre.

Don Juan busca a través de una sexualidad desbordada, todos los azimuts , el "flechazo" eternamente repetido, que infla su yo, pero que se desvanece después de cada conquista. De hecho busca siempre una relación fusional que no encuentra; ¡la mujer ideal es su madre!

El acceso a la vida en pareja

Desde que aparece la vida en pareja después del "flechazo", el adolescente puede tener problemas en la rodilla, conflicto entre el yo y el nosotros, la primera y la segunda dimensión del amor.

Iodum puede romperse el ligamento cruzado de la rodilla esquiando. Él, que normalmente es activo y trabajador, no se para ni un minuto para contemplar, y entonces, tras el accidente, se encuentra, en la cama, obligado a contemplar.

Medorrhinum tiene molestias crónicas en las rodillas, duerme boca abajo, doblando las rodillas, en posición de plegaria mahometana; se anticipa constantemente, y cuando vive una relación, ya está viendo el fin y la siguiente relación. Las relaciones pueden ser por ello múltiples y puede aparecer una gonorrea.

Volvamos a **Antimonium crudum**, que ama sin ser correspondido y cae en una melancolía que se agrava cuando hay claro de luna.

Ignatia quiere el contacto permanente con el ser querido. Es el haba de san Ignacio que en el Renacimiento estaba "inflamado" de amor hacia Dios y quería comunicarse con la divinidad cada día. A la mínima separación de la persona amada pueden aparecer suspiros, languidez, somatizaciones (sensación de bola en el cuello, anginas, espasmofilia, tics, etc.) Introvertido, no expresa nada, pero se autoanaliza constantemente en una reflexión interior que le separa de los demás.

El acceso a la sexualidad adulta

En nuestra sociedad los jóvenes suelen tener su primera experiencia sexual completa a los diecisiete años. Las condiciones son diferentes para los chicos, que lo realizan de forma menos afectiva, que para las chicas. Una parte de la energía vital está orientada hacia el sexo, que tiene una doble polaridad: placer/reproducción.

Hay que evitar el problema de las enfermedades transmisibles por vía sexual como el sida (preservativo), y por otro lado se debe tener en cuenta la dimensión contraceptiva para evitar un embarazo no deseado, en una edad en la que el adolescente no es todavía autónomo. Todo ello pide una cierta madurez psicológica. Un aborto a esa edad puede dejar marcas importantes para siempre.

Conium maculatum solamente piensa en el sexo y deja de lado sus estudios que se encuentran, por ello, amenazados. Hay que explicarle que la energía está a veces arriba, regando el intelecto, y a veces abajo, para la sexualidad, y que hay un tiempo para cada cosa. Su frustración sexual puede producirle brotes violentos de acné.

Fluoricum acidum multiplica sus relaciones sexuales de forma irracional y no se implica nunca afectivamente. Quiere el amor físico sin las responsabilidades que comporta.

Pulsatilla tiene miedo de los hombres y evita siempre las relaciones sexuales. Para compensarlo, por la noche, sueña con hombres desnudos.

Cyclamen se encierra en sí mismo, y permanece durante horas escuchando música en su habitación estirado en la penumbra. No sale nunca y lleva camisetas negras con dibujos macabros. Le gustaría ser siempre un espíritu puro y no hacer concesiones para encontrarse con los demás. Suele tener problemas de rendimiento en la escuela.

El acceso al trabajo

El acceso al trabajo condicionará el futuro del adolescente en la sociedad. La selección es cada vez más dura y el joven tendrá que esforzarse por mantener su trabajo cuando lo tenga o decidirse por alguna cosa. Esto lo conseguirá cuando realmente crea que está en su camino.

Anacardium no llega a realizar ninguna elección y es muy difícil para él orientarse en un camino determinado.

Baryta carbonica está hundido en su timidez, que paraliza cualquier acción posible y enlentece su capacidad intelectual, en particular con las matemáticas, que siempre suspende.

Hemos visto antes que para **Taraxacum** lo difícil es empezar el movimiento, "todo es empezar". Pasará muchos días jugando a cartas en el bar con sus colegas.

Sulphur no siente interés en realizar ningún esfuerzo ya que tiene la impresión de saberlo todo. Se le reconoce por su aire desaliñado –va poco aseado y sin afeitar– y por sus discursos filosóficos que no tienen ninguna base sólida.

Ætusa cynapium se "harta" de los estudios y no puede tragar nada.

Kalium phosphoricum quiere trabajar solo, sin ayuda, y se agota mentalmente.

Gelsemium no soporta los exámenes en los que puede tener un "agujero negro". Aunque haya trabajado todo el año, de repente no se acuerda de nada; queda paralizado por miedo a realizar un error que lo puede comprometer todo.

Ignatia piensa demasiado en sus problemas afectivos, sus fracasos amorosos, para poder concentrarse plenamente en los estudios y, el día del examen, aparecen el pánico, la sensación de tener una bola en el estómago y los llantos.

Silicea se descompensa cuando hay un examen oral. La idea de aparecer en público le aterroriza. De todas formas, una vez a empezado, responderá de forma brillante. Se le reconoce por la transpiración profusa de las manos y en especial de los pies, que hace de él un compañero de habitación temible. Además, tiene mucho acné.

Kalium bromatum también tiene acné. No quiere trabajar, prefiere ganarse la vida robando y engañando. Tiene poca facilidad de expresión e incluso puede tartamudear. Por la noche le acompañarán las pesadillas.

Carbo vegetabilis no llega a dar el paso. Se pone muy nervioso en público, fuma compulsivamente para serenar sus angustias y suele tener graves problemas de acné en la espalda.

Dejar la familia

Un día, al fin, hay que dejar la familia para instalarse, en ocasiones, en un lugar alejado.

Pulsatilla hará lo posible para no alejarse de su madre.

Bryonia tiene unas raíces enormes y no puede vivir en un lugar diferente del que ha nacido.

Capsicum, asediado por la nostalgia del paraíso perdido, se refugia en una bulimia que le lleva rápidamente a la obesidad. Con la cara enrojecida, muy a menudo cae en el consumo inmoderado de cerveza.

Phosphoricum acidum queda debilitado lejos de su país natal: le pueden traicionar el adelgazamiento, un agotamiento energético y una caída del cabello –que es muy graso–. Cabe señalar en este punto que el éxito de la Coca-cola en Estados Unidos, un país de emigrantes, se debe a que es una bebida que contiene grandes cantidades de ácido fosfórico.

Eclosión

Este término puede expresar el placer de realizarse plenamente en un acto de amor, una creación, en el deporte o en la realización personal. Se quiere vivir sin límites, y para ello hace falta que la personalidad, el yo, esté establecido de forma sólida. Lo que hay que hacer comprender al joven es que en la vida hay que hacer una elección entre dos posibilidades: primero el sufrimiento y después el placer o primero el placer y después el sufrimiento, que es la vía del drogadicto.

Kalium nitricum, la salitre, sustancia explosiva, es el remedio del adolescente que quiere eclosionar, pero su yo es todavía demasiado frágil e incierto. Un signo característico es la presencia de un eccema en el ombligo, lo que demuestra que está lejos de haber solucionado el problema de ruptura del cordón umbilical, y con ello del desapego con respecto a la madre.

Glonoinum, el TNT, es otro explosivo, un remedio adecuado para los que quieren invadir todo el espacio, pero no soportan el sol, que simboliza al padre, del que no se separan. Son característicos sus dolores de cabeza explosivos.

Baptisia es un remedio para la amigdalitis sin dolor. Son jóvenes que intentan hacer encajar, como si de un puzzle se tratara, los fragmentos dispersos de su personalidad. Se trata a menudo de chicos de familias que han "eclosionado" después de, por ejemplo, un divorcio.

El peligro de las sectas

Con el repaso edípico de la adolescencia, hemos visto que puede existir una aspiración espiritual que conduzca al joven al consumo de drogas. Las sectas representan otra alternativa nefasta para colmar esta necesidad de espiritualidad en nuestra sociedad materialista. El gurú[46] propone soluciones peligrosas, ya que hace que todas las energías de sus seguidores se dirijan hacia su propio yo.

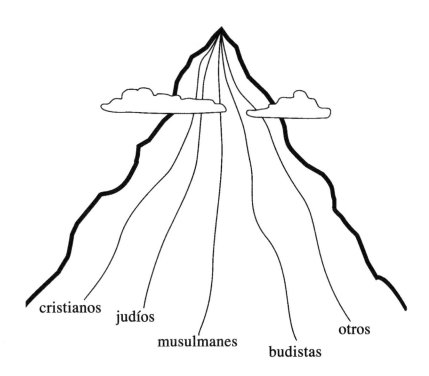

**La espiritualidad es una gran montaña
a la que podemos acceder por distintos caminos**

Las energías de la sexualidad y las que permiten un acceso a la espiritualidad son las mismas, pero se polarizan en la zona inferior o superior del cuerpo. Las sectas aíslan al individuo y lo despersonalizan en el seno de su grupo. Es el nosotros en lugar del ellos. Fuera de la comunidad todo es diabólico, y ello puede significar la ruptura con la familia y los amigos.

Si el yo puede ser simbolizado por el punto, el círculo simboliza el nosotros: todos los círculos encierran a la gente hasta que explota. Entonces es como el sol que representa la dimensión del ellos y de la universalidad. Conseguir esta dimensión es el fin de todas las sociedades iniciáticas.

La gente dejará de ser sectaria cuando comprenda que la espiritualidad es una gran montaña que puede subirse por diferentes caminos. Una vez en la cumbre, todo el mundo se vuelve a encontrar en el mismo lugar.

Bombyx procesionaria es el remedio para las personas que se han castrado a sí mismas por seguir al maestro, como si formaran parte de una fila de procesionarias. Físicamente, es un remedio de torsión testicular, castración verdadera. Las procesionarias pueden producir cuadros alérgicos importantes y hay que tener cuidado con ellas.

LA EDAD ADULTA

Después de los rápidos que pueden representar el paso por la adolescencia, la edad adulta resulta una travesía más tranquila. De todas formas, los problemas psicológicos que no han sido resueltos con anterioridad siempre tendrán la ocasión de ser abordados, particularmente cuando lleguen los hijos.

Con ellos, reviviremos una vez más las tres etapas descritas por Freud, ya que nuestros hijos se nos parecen mucho. El primer hijo tiene frecuentemente más características del padre y el segundo de la madre. ¡Ambos, el padre y la madre, podrán discernir en sus hijos sus propias cualidades y sus propios defectos!

La madre tendrá que dar un amor infinito a su bebé durante el embarazo y los primeros meses de vida y después permitir el distanciamiento al segundo año. Al mismo tiempo, tendrá que dejar aparcado el amor de pareja y a menudo su trabajo en el mundo exterior. Son tres facetas difíciles de compaginar; no es fácil ser a la vez una buena madre, una buena esposa y una buena profesional, un hecho que explica numerosas rupturas. En caso de divorcio, existirá la tentación de replegarse en un amor fusional con el hijo al que no se le permitirá independizarse al frustrar la relación con el padre. Después de un divorcio, desgraciadamente, muchos niños ya no ven más a sus padres.

Sepia es el prototipo de la mujer agotada por los cuidados y la educación de sus hijos, la vida de pareja y la vida profesional. Friolenta, siempre tiene las extremidades heladas, sufre estreñimiento y el rostro está marcado por las manchas que se han producido en el embarazo. Se refugia a menudo en la migraña del fin de semana para escapar del "deber conyugal" y evitar encontrarse nuevamente embarazada.[47] En cuanto al padre, tendrá que aceptar a su mujer en su relación fusional con otro –el niño– ya que durante el embarazo los celos pueden ser exacerbados. Algunos padres se sienten "vacíos de amor", engañan a su mujer en alguna ocasión e incluso pueden abandonar a la madre y al hijo. Ya he hablado de las madres especialistas en este tipo de situaciones. En cada embarazo tienen una relación fusional con su hijo y ya no queda nada para el padre, que acaba abandonándolos. Al final, se encuentran con dos o tres hijos de padres diferentes que han desaparecido.

Posteriormente el padre tendrá que aceptar el duro papel de aquel que pone límites al hijo, del que dice "no" y en particular «No, tú no dormirás en la cama de tu madre», dándole el "nombre del padre", que es el apellido. En estos casos, algunos niños de carácter difícil girarán la espalda a sus padres durante varios años.

Más tarde, el padre, que muestra el camino hacia la sociedad, debe aceptar ser superado por sus hijos y dejarles la puerta abierta hacia nuevas creaciones, hacia nuevas cimas. Esto ocurre en la adolescencia, cuando el joven tiene que poder seguir su camino particular y no permanecer dependiente de los padres. Es éste el sentido de la frase bíblica: «Dejarás a tu padre y a tu madre».

Generalmente, la carga y la preocupación por el mantenimiento material de la familia recae sobre el padre, que debe evitar que la vida profesional acabe siendo más importante que la familia. Por miedo a la pobreza, por su trabajo o deseos de reconocimiento social, algunos padres quedan atrapados en sus obligaciones laborales y acaban siendo padres ausentes. En este caso, hay que jugar con el tiempo, saber que nadie es irreemplazable y que hay que saber delegar a sus subalternos.

Nux vomica es hiperactivo y apasionado. Todo tiene que ser justo y perfecto. Para mejorar su efectividad, abusa de cafés y otros estimulantes (condimentos, pimienta, etc.). Detrás de todo esto, existe un temor al fracaso y a la pobreza. Su problema inmediato es la sobrecarga digestiva, que queda delatada por una lengua manchada de amarillo en su base.

Ambra grisea quiere hacerlo todo él solo y no delega nada. Además, se hunde en lo negativo del entorno, que no llega a rechazar. No sabe poner límites y se deja invadir.

Lycopodium se agota a causa del deseo de poder y tiraniza a la gente de su entorno. Por otro lado, solamente está bien lejos de la familia.

Aurum está conquistando la sociedad. Tiene que conseguir el oro, la consideración y el poder para ser el padre que irriga sus bienes a su familia. Pero ello representa un grave problema: no tiene tiempo para estar con los suyos.

Natrum muriaticum es un padre que nunca dice nada. Siempre tiene un aire ausente y permanece absorto por las dificultades de la vida. De hecho, no sabe hablar, comunicarse a través de las pequeñas cosas cotidianas, ya que él mismo no ha tenido la presencia del padre.

El divorcio

Es un hecho que marca enormemente a los niños, en la piel de los cuales se reúnen los padres. Es muy difícil conseguir un divorcio feliz cuando se ha fracasado en el matrimonio. Hace falta mucha tolerancia y aceptar que la antigua pareja rehaga su vida con otra persona. Cuando se forman nuevas parejas, aparecen escenas de celos que pueden reavivar Edipos sin resolver. Los niños necesitan a menudo **Ignatia** para aceptar la separación del padre que se va o **Lachesis** para poder digerir la llegada de los medio-hermanos que pueden llegar con la nueva pareja.

Siempre hay que evitar atacar al otro en presencia de los niños. Un niño está hecho de la mitad del padre y de la mitad de la madre. Cuando en casa de la madre se habla mal del padre, una mitad del niño sufrirá; cuando en casa del padre se habla mal de la madre, la otra mitad también sufrirá. El niño puede vivir entonces en un estado de continuo sufrimiento. A menudo, los padres que se divorcian vuelven a casa con sus padres, a los que nunca habían abandonado psicológicamente. En realidad son niños mayores. Conocí a un hombre de cincuenta años, padre de tres hijos, que tras el divorcio volvió a vivir a casa de su madre de setenta años.

El alcoholismo

Es una de las calamidades que amenazan a los adultos que beben para olvidar sus dificultades –el alcohol es un buen ansiolítico– y que acaban cayendo en la dependencia.

Lachesis es el prototipo del bebedor alegre y locuaz pero celoso que puede llegar a ser violento. Quiere relaciones fusionales y se casa con una mujer-madre con la que la relación es ambigua.

Nux vomica se enfada por nimiedades. De repente se vuelve grosero, insulta y puede llegar a reaccionar violentamente, pegando y rompiendo cosas. Es una persona hiperactiva siempre se siente desbordada por la actividad y busca estimulantes para poder seguir adelante.

Zincum metallicum es un alcohólico que se degrada neurológicamente. Tiene unos temblores remarcables, así como una inquietud de los miembros inferiores. Tiene un problema no resuelto con la autoridad o la policía, debido seguramente a que su padre fue excesivamente castrador durante la infancia y hablaba de forma acosante.

El tabaquismo

Es un problema del que es urgente desembarazarse antes de enfermar a toda la familia por la inhalación pasiva del humo. Los fumadores son personas con dificultad para franquear cada paso de la vida y buscan, como hemos visto, el carbón vegetal como estimulante.

Los hijos de fumadores tosen frecuentemente. Existe lo que se conoce como bronquitis del lunes por la mañana, afección que padecen los niños después de pasar el domingo en casa con sus padres fumadores.

Carbo vegetabilis 15 CH es el remedio que puede ayudar a dejar de fumar de forma progresiva, disminuyendo cada día un cigarrillo. Si es necesario nos ayudaremos de **Tabacum 7 CH** y **Caladium 15 CH**.

Caladium quiere vivir "entre el humo" para no ver los detalles de la vida que le disipan su placer.

Los tranquilizantes y los somníferos

Constituyen otro problema que hay que evitar en la medida de lo posible, ya que nos hacen dependientes. Numerosas personas no pueden dormir o asegurar su actividad sin las pastillas milagrosas que tienen en especial la ventaja de evitar los verdaderos problemas e ir al fondo de las cuestiones.

Al cabo de unos años de este tratamiento sintomático del mal vivir, la vigilancia, la ideación, la creatividad y la memoria fallan y se puede caer en la senilidad y la pérdida de autonomía. Hay que despertar, tomar el toro por los cuernos e ir a consultar a un especialista que nos ayude a solucionar nuestros problemas. No hay ningún asunto que no pueda ser revelado: cada problema tiene su solución verdadera que hay que encontrar, eso es ser adulto. En las experiencias desgraciadas, vencemos el mal para encontrar un final bienaventurado.

LA CRISIS DE LOS TREINTA Y TRES

El paso de la vida en pareja a la vida familiar nos exige cada vez más altruismo, abnegación y el planteamiento de nuevas cuestiones. El nosotros se amplía cada vez más con el crecimiento de la familia en un camino hacia un amor más amplio y universal, en el que se dice ellos.

Los hindúes colocan hacia los treinta y tres años lo que ellos denominan encarnación del alma, es decir: toma de conciencia del alma, de la dimensión intemporal que reside en nosotros, que existía antes de nuestro nacimiento y que sobrevivirá a nuestra muerte.

Un duelo en el entorno, una prueba afectiva, son a menudo el origen de esta crisis que se somatiza con frecuencia en los senos frontales (donde los hindúes sitúan el tercer ojo, el ojo de la espiritualidad).

Esto no tiene nada que ver con la religión que el individuo haya aprendido culturalmente desde su niñez. Es una ventana que se abre, y detrás de la cual aparece un mundo nuevo, intenso, oloroso, coloreado. Nada será como antes mientras una especial serenidad reemplaza poco a poco la agitación febril. Nuestro hombre devora libros "iniciáticos" que tratan del más allá, de la vida después de la vida. En ocasiones estará tentado de entrar en un grupo iniciático, con el peligro que ello conlleva, ya que puede encontrarse con un gurú que quiera representar el papel del padre al que no se puede rebasar y cuyo pensamiento trata de invadirlo todo (Platina).

Jesucristo dijo: «No me llaméis maestro, solamente tenéis un maestro y está en vuestro interior». Y se puso a lavar los pies de sus discípulos.

Algunos rechazan este dejarse llevar por esta dimensión espiritual que exige un paso hacia el prójimo, y se enganchan al mundo material visible, ponen el freno y quieren pruebas. Esta actitud va a producir en ellos una serie de somatizaciones, sobre todo a nivel hepático, del tiroides y de los senos frontales.

Arsenicum album rechaza el ver otra cosa que no sea la materia y no se recupera de un duelo. Se hace obsesivo, avaro, friolento. Por otro lado, padece de insomnio (puede despertarse a las tres de la madrugada) y sinusitis frontal. Se viste de negro: ausencia de color y de luz, ego absoluto. Si se hace religioso, por su temor a la muerte, se convertirá en un asceta.

Thuya es el religioso fanático invadido por la pasión. Quiere controlarlo todo, ser el centro de la rueda cósmica. Es el devoto que puede convertirse al final en maestro (Platina).

Conium se embarca en múltiples caminos esotéricos cada vez más herméticos y complicados. Es el camino del gnóstico que se pierde en los dédalos intelectuales y simbólicos y olvida el valor de la belleza de una rosa o la luz en la mirada de su prójimo.

Phosphorus sale de su cuerpo en experiencias místicas indescriptibles. En la vida cotidiana vive en su burbuja y pone su vida en peligro con una hepatitis, una neumonía o una nefritis. Es la puerta del amante. Se quema por amor infinito y cósmico y se olvida de tener los pies en la tierra. Sin embargo nunca hay que olvidar la dimensión terrenal en la que nos movemos. Hace falta trabajar, ganar dinero, cuidar a la familia, comer, dormir, etc. ¡Phosphorus viviría solamente de amor y agua fría! Sócrates dijo: «Un alma, si quiere conocerse, debe mirarse en otra alma».

La persona podrá progresar mejor al lado de otro, empezando por el esposo o la esposa. Las crisis de pareja sobrevienen cuando se produce una gran separación entre las dos personalidades. Para arreglarlo, hay un buen método: cada miembro de la pareja debe escuchar al otro y preguntarse qué es lo que tendría que cambiar para que sus relaciones mejoraran. Las críticas del otro contienen, efectivamente, gran parte de verdad, enmascarada por nuestro inconsciente. Hace falta acordarse de nuestras bodas exteriores, entre el consciente y el inconsciente: lo que nos irrita en nuestra pareja está a menudo en relación con las puertas que no queremos abrir en nosotros mismos.

Cerca de los cuarenta, la gran pregunta es la siguiente: ¿hay que darle más importancia a la materia o al espíritu? Según la respuesta, la persona se hará materialista o espiritual.

Es difícil ser materialista sin conocer un día u otro la depresión, ya que la materia es lábil, se degrada y siempre puede decepcionar. Muchos depresivos son personas que han seguido este camino sin salida. Tienen problemas de hígado, "tragan bilis" delante de la fragilidad de la materia. Nada es para el ser humano.

Chelidonium,[48] es el remedio del dolor hepático en las personas que rechazan el ver claro y abrir el tercer ojo. Con aplicaciones de la tintura madre de la celidonia, la hierba verruguera, en una verruga que cuelga, algún día harán un alto en su camino.

Iodum rechaza el acceso a la contemplación y cae en el trabajo compulsivo. Somáticamente se expresa con un hipertiroidismo o un hipotiroidismo.

Alain sufría de miastenia y paulatinamente se iba agravando. No podía abrir los ojos y parecía que siempre estaba durmiendo. Cuando se le inyectó yodo para realizar un escáner, casi fallece de una crisis alérgica. Era judío y le pregunté sobre el significado de la letra *iod* en hebreo. «Es la primera letra del nombre de Dios. –Luego empezó a reír y añadió–: ¡Yo soy ateo y cuando se me inyectó a Dios casi me muero!» Con Iodum, Alain recobró su salud y ahora es un hombre con grandes responsabilidades en su país.

Los espirituales están proyectados hacia la tercera dimensión, y el amor altruista reemplaza poco a poco al yo y sus posesiones, el orgullo y el apoyo en falsas certidumbres. Confucio dijo: «El hombre que no haya cambiado a los cuarenta años no cambiará nunca». Desde que se ha descubierto el psicoanálisis y la homeopatía esta afirmación es menos cierta, pero indica que después de los cuaren-

ta hay que utilizar remedios homeopáticos a nivel material, es decir
eligiendo diluciones bajas (5 CH, 7 CH, 9 CH, 30 K, 200 K).

Confucio también escribió que «En la primera parte de la vida
hay que desconfiar de los excesos en la esfera de la sexualidad». En
la actualidad se le da la razón dada la proliferación de las enfermedades de transmisión sexual.

En la película *Ma nuit chez Maud*, Jean-Louis Trintignant nos
muestra que, por fidelidad a su esposa, puede pasar toda la noche
discutiendo de filosofía con una amiga sin ceder a la tentación del
acto físico. No sale frustrado ya que se engrandece por la sublima-
ción de la enorme fuerza sexual que se produce en su encuentro. La
fidelidad de las parejas es la condición sine qua non para que "el
padre sea conocido" y pueda "dar su nombre", el apellido. En el
reino animal, no hay enfermedades transmisibles sexualmente, pero
no hay padre reconocido y, finalmente, no hay acceso al verbo. El
acceso al verbo nos da una comunicación con la parte superior del
cuerpo al dejar de lado la comunicación sexual desbocada.

«En la segunda parte de la vida debemos desconfiar del exceso
de las pasiones». Evitemos el fanatismo materialista o religioso
aprendiendo a escuchar y siendo respetuosos con lo que pueda
venir. Si se nos facilita un camino investiguemos por qué se nos
ayuda. Nadie tiene el monopolio de la verdad y cada uno posee un
trocito de ella. Amemos a aquellos que buscan la verdad y descon-
fiemos de aquellos que dicen poseerla.

Finalmente, «En la tercera parte de la vida debemos desconfiar
de la acumulación de bienes materiales», ya que tenemos que acceder a la dimensión espiritual que nos conducirá a repartir. Repartir,
partir de nuevo y no envejecer, como si todavía fuésemos jóvenes.
Es el caso de personas como la hermana Emmanuelle que continú-
an siendo jóvenes y sintiéndose dinámicas mientras lo comparten
todo con el prójimo. La verdadera riqueza está en el espíritu y nadie
puede robarla.

En estos aforismos, podemos encontrar la sombra de los miasmas de Hahnemann: psora y materialismo por temor a la pobreza,
sycosis y fanatismo por deseo de controlarlo todo, luesis y sexuali-

dad desbordada. La publicidad intenta manipularnos con el miedo (*psora*), el dinero (*sycosis*) y el sexo (*luesis*). Tenemos tres brújulas que pueden indicarnos una mala dirección: el temor es un "mal consejero", el dinero "no hace la felicidad", el sexo descontrolado nos desestructura, dispersando nuestras energías de forma horizontal e impidiendo el acceso al conocimiento.

Hacia los cuarenta años, ya maduro, la persona está preparada para asumir responsabilidades que salen del cuadro estrictamente familiar, como pueden ser las derivadas de la vida asociativa o el sindicalismo, militancias que le abren al mundo exterior.

LA TERCERA EDAD: DE CAMINO HACIA LA SERENIDAD

Volvemos a revivir nuestros viejos miasmas alrededor de los cincuenta años con la partida de los hijos, su vida en pareja y la aparición de los nietos. En la mujer, aparece la menopausia que señala el fin de la creación de la carne liberando las energías para las creaciones espirituales. Algunas comen demasiado (*psora*), otras se exhiben y quieren controlarlo todo (*psycosis*), otras desean destruirlo todo por celos (*luesis*).

La menopausia no es una enfermedad y hay que tener cuidado y no caer en la tentación de tomar de forma sistemática hormonas artificiales, denominadas de sustitución. Con las hormonas es probable que se modifique su psique, y si hay una cosa importante que no hay que dejarse tocar es lo mental. Como se verá más adelante, hay remedios homeopáticos, como **Calcarea phosphorica** que ayudan a evitar la pérdida de masa ósea después de la menopausia. A continuación enumeramos algunos remedios útiles en los trastornos circulatorios asociados a esta etapa.

Lachesis con sus celos incontrolables es el remedio principal para las sofocaciones en la menopausia. Son mujeres que no soportan el calor y los vestidos que le aprieten. Se visten de color violeta. Hablan sin cesar, emborrachando al entorno. Hay que destacar también su inclinación hacia el alcohol. La voz es silbante. Se ha fijado en la hermosa nuera que ha arrebatado el amor de su hijo. Lachesis no acepta dejar a sus hijos, no comprende que, como dice Khalil Gibran, «Nuestros hijos no son nuestros hijos, son el fruto de la llamada de la vida».

Lycopodium es la mujer que quiere dominar su mundo de forma autoritaria y tiene gases y "crisis hepáticas". No soporta las ostras, la cebolla y la col.

Graphites se recubre de eccema y tiene mucho frío y un estreñimiento pertinaz. Quisiera haber sido un diamante, pero ha permanecido negra y friable. Su mejor papel es el del lápiz que marca el camino.

Kalium bichromicum intenta constantemente marcar su territorio, si se desmarca corre el riesgo de ser señalada como un chivo expiatorio. Padece sinusitis frontales rebeldes.

Sulphuricum acidum tiene hemorragias de sangre negra poco coagulable y se recubre de hematomas. También siente cierta afición por las bebidas alcohólicas. Son personas que nunca han superado un traumatismo y siempre temen que se produzca un nuevo accidente.

Conium maculatum es el prototipo del hombre de edad que no accede a la sabiduría y cae en los placeres libidinosos. Padece de la próstata, que se hipertrofia e incluso puede llegar a tener un cáncer.

Los fibromas

Representan la hipertrofia del útero, como si se estuviera en estado. Simbólicamente se trata de un deseo de concepción en la propia carne a una edad en la que se tiene que concebir con el espíritu.

El útero representa también la casa, el hogar en el que se forman los hijos. Una mujer puede vivir el desvalijamiento de su casa como una violación.

Calcarea fluorica puede fabricar un fibroma calcificado enorme. Es el prototipo de la persona que elige la acumulación de los bienes materiales por temor a la pobreza.

Phosphorus no llega a pasar a la tercera dimensión para crear en la espiritualidad. Se agota por las hemorragias incesantes de sus fibromas.

Los que han resuelto la mayor parte de sus problemas acceden a una apertura de su espíritu, a la serenidad que tiene lugar cuando se produce el conocimiento y la experiencia. Hay un gran placer en poder transmitir lo verdadero, lo bello y lo justo. El amor altruista domina. Es el paso de la puerta de la cadera o de la ingle, que simboliza la tercera dimensión con la desaparición del rencor.[49]

La fractura del cuello del fémur

La fractura del cuello del fémur, como consecuencia de la osteoporosis tan temida por nuestros mayores, representa la dificultad para acceder a un nivel más espiritual y la rabia que supone el deterioro físico.

Arnica es el remedio más adecuado en estos casos. La idea que trae consigo Arnica –una flor que crece en lo alto y que da coraje para conseguir la cumbre– es que vale la pena afrontar las dificultades. Como el asno, las personas avanzamos seducidas por la "zanahoria" que nos colocan delante a base de palos. En el caso de una fractura de fémur, será este duro golpe el que nos haga seguir adelante.

Hemos visto que **Calcarea phosphorica** puede prevenir las fracturas ayudándonos a restaurar nuestro capital óseo. Un síntoma evocador del remedio es, incluso a esta edad, el apetito que aparece a las cuatro o las cinco de la tarde. A estas personas les gustaría vivir en un mundo justo donde la comunicación intuitiva estuviera más valorada.

Al acabar una conferencia en San Petersburgo, una anciana rusa logró atravesar todas las barreras y se presentó delante del estrado pidiéndome una consulta. Mis colegas rusos la apartaron diciendo: «No tenemos tiempo, el doctor tiene un programa muy ajustado». Yo les dije que no sería necesario mucho tiempo y le pedí a la señora que me dijera cuál era su problema.

–Se me rompen los huesos.
–¿A qué hora tiene apetito? –pregunté.
–Por la tarde –me dijo.
–Tome Calcarea phosphorica 9 CH.

Calcarea carbonica es el remedio adecuado de las personas que no han conseguido, a lo largo de la vida, eliminar los miedos producidos por su fragilidad. Estas personas se sienten seguras trabajando como funcionarios. Ganan peso con facilidad. Les hubiera gustado ser duros como piedras pero permanecen friables.

Symphytum (santo hizo el hombre)[50], denominado también consuelda, se utiliza para consolidar las fracturas. Es el remedio del "ojo morado", los dolores óseos y los dolores de los muñones de las amputaciones (Hypericum).

Esta planta, al igual que Chelidonium, es útil para favorecer el pasaje a la tercera dimensión.

La música

Podemos comparar el nivel energético con las notas musicales.

El "sol" da la clave: es como la roca que vibra, pero queda fija en el mismo lugar a merced de los cambios meteorológicos o sísmicos.

El "la" es la nota que queda, como el vegetal, puede respirar, crecer, reproducirse, pero no se desplaza.

El "si" es el animal. *Anima* significa alma en latín me dijo un viejo homeópata una noche delante del Partenón de Atenas. ¿Y si el alma se encarnase a este nivel?

El "do" es el hombre doblándose en dos bajo sus problemas, como Atlas sosteniendo el mundo.

La nota "re" es el hombre que re-nace, que busca las causas profundas y las encuentra. Representa el nivel de aquel que no se conforma con saber que un microbio le ha provocado una amigdalitis y se pregunta qué se expresa a través del cuello.

El "mi" es el a-mi-go que nos señala el camino que él mismo ha descubierto.

El "fa" es el nivel en el cual todo se hace fácil, como para Mozart y su música divina. Es el nivel del profeta que puede guiar a las masas, que sabe resistir la tentación de imponer sus ideas y solamente las sugiere.

«Que los que tengan oídos oigan, que los que tengan ojos vean.»

LA SOCIEDAD HUMANA

Todo lo que hemos visto concerniente a la evolución del hombre es comparable a la evolución de la sociedad humana. El hombre está formado por una sociedad de células, miles de individuos que podrían vivir solos pero viven en comunidad en medio de un amor altruista. Podemos ver a la célula cardíaca latiendo para las demás, a la célula del pie andando para las demás, a la célula de los intestinos digiriendo para las demás. Hay células guerreras que eliminan a los intrusos, otras que se ocupan de la circulación y otras más que apagan el fuego.

La sociedad humana paradisíaca será una copia exacta de la organización del ser humano en estado de buena salud, ya que todo está en todo. «Lo que está arriba es como lo que está abajo», dijo Hermes Trismegistro.

Una parte de la población vive en el Cuarto y en el Tercer Mundo que representan la etapa oral, la *psora*. La gente se levanta por la mañana sin saber qué es lo que va a comer ese mismo día o si podrá comer. Encontrar alimento es su gran preocupación cotidiana. Sus enfermedades están en relación con la miseria: lepra, tuberculosis, diarreas, desnutrición, hambre.

Otra parte de la humanidad vive la *sycosis* y sus excesos: fanatismo y obsesión. Es el reino de la bolsa, del control y de los ordenadores.

La etapa sádico anal está presente en las torturas denunciadas por Amnistía Internacional. Europa tuvo un claro ejemplo en la

Segunda Guerra Mundial. Las enfermedades características de esta etapa son el cáncer y las afecciones cardiovasculares, así como el estrés. El cáncer se multiplica con el riesgo nuclear, del que existe un episodio emblemático: el grave accidente ocurrido en la central nuclear de Chernóbil, que nos regó de yodo radiactivo en 1986. El Yodo, la letra *iod*, representa la primera letra de Dios. Recordemos el pasaje del Apocalipsis según san Juan: «Una estrella cae sobre la tierra. Su nombre es ajenjo (Chernóbil en ucraniano), y contamina los ríos y las montañas».

Bernard Woestelandt, en su hermosa obra *De l'homme-cancer à l'homme-Dieu*, nos muestra cómo la curación del cáncer es el patrimonio de los que descubren la tercera dimensión y salen del *impasse* que supone esta enfermedad.

Efectivamente, la célula cancerosa ha encontrado la inmortalidad material: se desarrolla sin cesar, mientras que una célula normal muere después de varias divisiones. El cáncer se desarrolla parasitando al resto del organismo que acaba por agotarse, y el cuerpo finalmente se rinde y el enfermo muere. La persona que accede a la tercera dimensión pone límites a este desarrollo, dice "no", cree en la inmortalidad del espíritu, en la compasión y en el amor a sus semejantes.

La etapa edípica, la *luesis*, incumbe a los que viven el problema de las drogas o la adicción al sexo. En esta etapa también se enmarca la nueva enfermedad de sida en la que existe un impulso suicida de los linfocitos: las hepatitis, que señalan la dificultad de traspasar la puerta del hígado (**Phosphorus**, **Sepia**, **Lycopopdium**, **Chelidonium**), y la enfermedad de las vacas locas, que viene a enriquecer el cuadro de las demencias seniles como el Alzheimer. La proteína responsable, el prión,[51] nos da la clave de este miasma: necesitamos la plegaria para abrirnos a la espiritualidad. Se trata del episodio evangélico de las vírgenes sabias y de las vírgenes locas. Estas últimas se divierten y se duermen y no están preparadas cuando el maestro acude a llamarlas. Al igual que ellas, nosotros podemos no estar preparados el día que Dios llame a la puerta de nuestro corazón, y nos invite a pasar a la tercera dimensión. Las vírge-

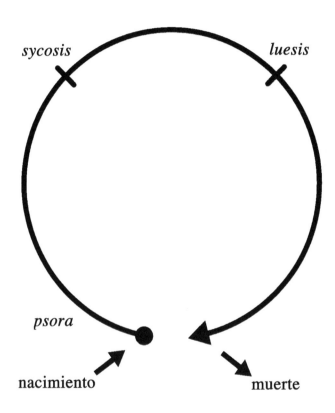

El ciclo miasmático

nes sabias vigilan y oran. André Malraux dijo que el tercer milenio será espiritual o no será. Finalmente, nuestra sociedad está al final de la adolescencia. El reto actual es el de acceder a la espiritualidad, entrar en un mundo adulto y altruista donde cohabiten las fuerzas de la derecha y de la izquierda, para conseguir una justicia y una armonía universales, o caer en la locura del suicidio individual o colectivo.

El hombre moderno

El hombre moderno acaba de abrir dos cajas de Pandora. La primera es la del átomo, en el que se han encontrado unas fuerzas ocultas descomunales. Se trata de la energía nuclear o de la bomba atómica: ¿podremos contener esos demonios y evitar lel riesgo nuclear que amenaza nuestra civilización?

La segunda es, desde hace una decena de años, nuestro mayor conocimiento sobre las células y las manipulaciones genéticas: aquí también permitimos que fuerzas inimaginables se pongan de manifiesto. ¿Podremos controlarlas y evitar mutaciones genéticas que amenacen la especie humana y el equilibrio universal de los mundos animal y vegetal? Pensemos que, en la actualidad, poblaciones enteras ingieren maíz y soja transgénicos y reciben vacunas conseguidas por manipulación genética (como la de la hepatitis B) sin que se hayan valorado en profundidad los riesgos que ello puede suponer a la larga.

Despertemos, rechacemos las tentaciones materialistas y egoístas que nos atontan. Accedamos al "no", al "nombre", al "yo soy". Es la dimensión de la oración de Jesucristo «En el nombre del Padre...». No dejemos que nuestro pensamiento sea invadido por el de los que no tienen espíritu crítico. Permanezcamos en la individualidad constructiva y rechacemos la uniformidad mortal. Repartamos para no envejecer, perdonemos para no odiar. Accedamos al amor altruista universal. Éste nos reserva una felicidad en la que las tentaciones del yo son pequeños placeres inútiles.

LA MUERTE, PASAJE[52] HACIA EL INFINITO

¿Qué podemos decir de la muerte después de todo el recorrido que hemos hecho? Es un nuevo pasaje, el abandono de nuestras ataduras materiales, el alma fuera del cuerpo, el adiós a nuestra madre, la tierra.

Hace falta, a nivel craneal, atravesar la meninges. Como hemos visto, el cerebro está envuelto por las tres meninges. La duramadre representa a la madre que no nos ha amado suficiente; la aracnoides es la madre araña que nos ha amado demasiado y no nos ha dejado la oportunidad de acceder a la autonomía; la piamadre es la madre piadosa, que al entrar en la dimensión del amor divino, puede dejar que sigamos nuestro camino.

Es el pasaje de la muerte de Jesús en Galilea, en el Gólgota (el lugar del cráneo). En el último momento se desespera y dice: «Padre, ¿por qué me has abandonado?».

De nuevo volvemos a experimentar, es esta ocasión por última vez, la *psora*, la angustia de separación. Hemos visto que Hahnemann relacionaba la psora con la sarna.[53]

Detrás de este último muro, el Amor nos espera con su hermosa luz, su conocimiento y su verdad. Es el traspaso del velo opaco que enmascara la luz.

La agonía puede ser una etapa difícil en la que la homeopatía puede procurar una ayuda eficaz. Es un momento en que a menudo se produce un repaso de todos nuestros conflictos no resueltos: se pone todo en orden antes de partir. Es importante ser consciente y estar rodeado de sus semejantes. Para el que está muriendo como para sus acompañantes hay una última oportunidad para avanzar en la comprensión y el amor mutuos. **Carbo vegetabilis** no llega a dar el paso. Se sofoca, lucha, no se deja ir: «Aire, aire, ¡abanicadme!». **Arsenicum album** está terriblemente angustiado por el muro negro de la muerte. Piensa que detrás no hay nada y se pone nervioso concentrándose en la materia en medio de unos sufrimientos enormes.

Tarentula cubensis, la araña cubana, es un remedio casi mágico cuando no se llega a controlar el sufrimiento. El alma está retenida por la materia, por nuestra madre tierra, como en una gran telaraña. El remedio podrá romperla y conducirnos rápidamente a la calma para poder partir.

Gracias a este remedio, el moribundo estará tranquilo y se evitará el empleo de la morfina, que impide que la persona esté conciente en los últimos instantes de su vida.

CONCLUSIÓN

Por fin hemos llegado al final de este extraordinario recorrido que representa la vida del ser humano en la tierra.

Hemos visto que en la vida todo es simplemente una historia de amor, como dice Khalil Gibran: «Sin amor no somos nada, no tenemos nada: el amor no se acabará nunca». La homeopatía es una medicina ideal para acompañarnos en ese camino vital. A través de ella, el hombre encuentra en la naturaleza todo lo que le hace falta para equilibrarse y vencer las ataduras y los obstáculos que se le presentan. Los remedios están a nuestro alcance de forma prácticamente gratuita y sin riesgo de provocar efectos secundarios importantes. Cristian Samuel Hahnemann señaló, sin embargo, que es una disciplina que exige un celo infatigable y un espíritu libre de prejuicios.

Esperamos que después de haber leído este libro estaréis entusiasmados y preparados para poderos lanzar de lleno en esta bella aventura.

Acabaremos citando a Sigmund Freud: «Todas nuestras bebidas embriagadoras y nuestros alcaloides excitantes son solamente un pálido reflejo de la toxina única, todavía por descubrir, que la embriaguez del amor produce».

NOTAS

1. La traducción al español ha sido publicada por Editorial Kairós con el título *El remedio homeopático* en el año 1996.
2. Aquí el autor hace un juego de palabras con *savoir* (saber) en francés y *ça voir* (ver eso", señalando que el último es un ver en las fuerzas inconscientes, el *Ça* o Ello de Freud. (*N. del T.*)
3. El autor utiliza la expresión *prendre son pied*, literalmente "tomar su pie" en el que *pied* (pie) representa una unidad de medida, pero también tiene un significado oculto en argot como posible placer sexual o "tener el placer". *Prendre son pied* es por ello "tomar su parte" en el reparto del placer entre dos personas. (*N. del T.*)
4. *Gisant* es en francés alguna cosa "yacente" o "inmóvil", *car* es "porque" o "pues", y *destin*, "destino"; *gise car destin* sería algo así como "inmóvil por su destino". (*N. del T.*)
5. *France soit mite errant* puede traducirse como "Francia sea mito errante". (*N. del T.*)
6. *Mot roi*, literalmente "palabra rey", como "palabra capital" en relación con la función del primer ministro. (*N. del T.*)
7. *Langue* es la "lengua" o el "lenguaje". (*N. del T.*)
8. *De l'or* es en francés "de oro". (*N. del T.*)
9. *Main de fer* es en francés "mano de hierro". (*N. del T.*)
10. El *cresson* es el "berro" en francés. (*N. del T.*)
11. *Pêcher* es "pescar" y le pêcheur "el pescador". (*N. del T.*)
12. *À la haine* quiere decir en francés algo así como " tiene odio" o "rencor". (*N. del T.*)
13. *On ne donne pas à boire à l'âne qui n'a pas soif.*
14. Aquí el autor utiliza la cábala fonética con las palabras *eczémateux* (eccematoso) y el intraducible *ex-aimé* (ex-amado). (*N. del T.*)
15. El autor hace un juego de palabras con *mer Morte* (mar Muerto) y *mère morte* (madre muerta). (*N. del T.*)
16. El autor utiliza la expresión *prendre leur pied*, literalmente "tomar su pie" en el que pied (pie) representa una unidad, de medida pero también, como ya hemos visto antes (*véase* nota 3), *prendre leur pied* es también "tomar su parte" en el reparto del placer entre dos personas. (*N. del T.*)
17. "Paso en falso" es *faux pas* en francés y el autor hace un juego de palabras con *faux pas* y *ce qu'il ne faut pas* que quiere decir "lo que no hace falta". (*N. del T.*)
18. El autor utiliza nuevamente la cábala fonética para comparar *tendons* (tendones) y *tendons* (tendemos). (*N. del T.*)

19. Aquí el autor vuelve a utilizar la expresión *prendre un gran pied*, de la que ya hemos hablado, cuando *prendre leur pied* es también "tomar su parte" en el reparto del placer entre dos personas. (*N. del T.*)
20. El autor sigue utilizando la cábala fonética y en esta ocasión compara *foie* (hígado) con *foi* que es la "fe". (*N. del T.*)
21. Nuevo juego de palabras en el que se compara la *bile* (la bilis) con *labile* (lábil"). (*N. del T.*)
22. Association Française pour l'Approfondissement de la Doctrine Hahnemannienne.
23. En francés *je tousse* (yo toso) es muy similar a *je-tous* (yo-todos). (*N. del T.*)
24. El autor utiliza nuevamente la cábala fonética al relacionar *jeu* (juego) con *je* (yo). (*N. del T.*)
25. Utilización de la palabra *broncher* (tropezar) para relacionarla con bronquios y bronquitis. (*N. del T.*)
26. Aquí el autor utiliza la cábala fonética con las palabras *fer* o (hierro) y *faire* (hacer). (*N. del T.*)
27. El autor utiliza la cábala fonética con *doigt* (dedo) y *doit* (debe). (*N. del T.*)
28. Sin paralelismos nuevamente en nuestra lengua, la relación entre *nez* (nariz) y *né* (nacido). (*N. del T.*)
29. El autor utiliza nuevamente la cábala fonética con *problèmes d'yeux* en francés (problemas de los ojos) y *problèmes Dieu* (problemas Dios). (*N. del T.*)
30. Juego con el vocablo *faux* que puede ser "hoz" y también "falso". (*N. del T.*)
31. "Hecho moral", muy parecido a decir *fémorale* (femoral). (*N. del T.*)
32. Ya hemos señalado con anterioridad que la traducción al español ha sido publicada por Editorial Kairós con el título *El remedio homeopático* en el año 1996.
33. El autor utiliza la cábala fonética empleando *dit eux*. Como ya se ha señalado en francés *Dieu* (Dios) se pronuncia más o menos "dié", que se acerca a lo que en español sería "se dice 'ellos'", en francés *on dit eux*, algo así como "on di é". (*N. del T.*)
34. Nuevo uso de la cábala fonética de una forma que es imposible plasmar en nuestra lengua, ya que en francés la palabra *faire* (hacer) se pronuncia exactamente igual que *fer* (hierro). (*N. del T.*)
35. Hernández y Fernández en las traducciones a nuestra lengua. (*N. del T.*)
36. La pronunciación de la palabra *virus* (virus) es muy similar a *vie-russe* (vida rusa). (*N. del T.*)
37. El autor relaciona, en esta ocasión, la palabra *aime* (ama) con *haine* (odia), y las letras "m" y "n" de la dislexia. (*N. del T.*)
38. Aquí el autor vuelve a utilizar la cábala fonética entre *nés* (nacidos) y *nez* (nariz). Y *naissance* (nacimiento) *né sens* (nacido siento). (*N. del T.*)
39. Nueva utilización de la cábala fonética con la palabra *mensonge* (mentira) relacionándolo con *ment songe* (miente y sueño), y el autor comenta que el que miente es como si soñase que se aparta de la realidad. (*N. del T.*)
40. El autor de nuevo juega con la cábala fonética con las palabras *fistule* (fístula) y *fis tue le* (mata al hijo). (*N. del T.*)
41. Como vemos, el autor utiliza la cábala fonética en esta ocasión al relacionar *tuer le père* (matar al padre) con *tu hais le père* (odias al padre) y *tu es le père* (tú eres el padre). (N. del T.).
42. Nuevamente vemos como el autor utiliza la cábala fonética entre *tuer l'époux* (matar al esposo) y *tuer les poux* (matar a los piojos). (N. del T.).
43. El autor vuelve a utilizar la cábala fonetica con la frase *quand on s'aime, on récolte* (cuando se ama, se recoge) en relación con *quand on sème, on récolte* (cuando se siembra, se recoge). (*N. del T.*)
44. De nuevo se utiliza la cábala fonética con las palabras *apprenti-sage* (aprendiz-sabio) y *apprentissage* o (aprendizaje). (*N. del T.*)

45. Aquí el autor juega con las palabras *dealers* o "traficantes" y *dit leurre* algo así como "dicho carnaza".(*N. del T.*)

46. El autor utiliza otra vez la cábala fonética con las palabras *gourou* (gurú) y *il se goure où?* (¿dónde se equivoca?), ya que *gourer* quiere decir equivocarse. (N. del T.).

47. Nueva cábala fonética con las expresiones *quand on a migraine* (cuando se tiene migraña) y *quand on a mis graine* (cuando se ha sembrado). (*N. del T.*)

48. Como ya hemos visto, esta planta se denomina en francés la *grande éclaire*, y como *éclairé-e* es "iluminado" o "iluminada", puede ser algo así como "la gran iluminada". (*N. del T.*)

49. El autor utiliza nuevamente la cábala fonética con las palabras *aine* (ingle) y *haine* (odio o rencor). (*N. del T.*)

50. Utilizando de nuevo la cábala fonética, el autor relaciona la palabra **Symphytum** que, en francés, fonéticamente suena a *saint-fit-homme* (santo hizo hombre).

51. "Prión" en francés suena igual que *prions* (oremos). (*N. del T.*)

52. El autor vuelve a utilizar la cábala fonética con las palabras *passage* (pasaje) y *pas-sage* o (paso sabio). (*N. del T.*)

53. Nuevo uso de la cábala fonética con las palabras *gale* (sarna) y *Galilée* (Galilea). (*Nota del Traductor.*)

BIBLIOGRAFÍA

ANCELIN-SCHÜTZENBERG Anne, *Aïe, mes aïeux*. Desclée De Brouwer/La Méridienne, 1993.

AUBIER Dominique, *Catalina ou la Bonaventure dite aux Français et Deux secrets pour une Espagne*. Le Courrier du Livre, 1982.

BALMARY Marie, *Le sacrifice interdit - Freud et la Bible*. Le livre de Poche, 1995.

CHARGÉ A., *Traitement homéopathique des maladies de la respiration*. Reproducido por LHF éditeur, 1977.

COSSÉ Véronique, *Le coin du voile*. Gallimard, 1997. [Versión en castellano: *La punta del velo*. Barcelona: Seix Barral, 1997.]

GIBRAN Khalil, *Le prophète*. Casterman, 1987. [Versión en castellano: *El profeta*. Madrid: Edimat, 1999.]

HAHNEMANN Samuel, *Organon de l'art de guérir*. [Versión en castellano: *Organon del arte de curar*. Madrid: Miraguano, 1995.]

LACARRIÈRE Jacques, *La poussière du monde*. Nil, 1997.

SALOMÉ Jacques, *T'es toi quand tu parles*. Albin Michel, 1991.

SHURE Edouard, *Les grands initiés*. Pocket, 1983. [Versión en castellano: *Los grandes iniciados*. Buenos Aires: Lidiun, 1997.]

SOUZENELLE Annick de, *De l'arbre de vie au schéma corporel* y *La symbolique du corps humain*. Albin Michel, 1991. [Versión castellana: *El simbolismo del cuerpo humano*. Buenos Aires: Kier, 1997.]

SOUZENELLE Annick de & Mouttapa Jean, *La parole au cœur du corps*. Albin Michel, 1997. [Versión en castellano: *La palabra en el corazón del cuerpo*. Buenos Aires: Kier, 1997.]

TISSERON Serge, *Tintin et les secrets de famille*. Séguier, 1990.

WOESTELANDT Bernard, *De l'homme-cancer à l'homme-Dieu*. Dervy, 1995.